내 몸의 병을 내가 고치는
우리 집 건강 주치의, 〈내 몸을 살린다〉 시리즈 북!

현대인들에게 건강관리는 자칫 소홀히 여겨질 수 있는 부분이기도 합니다. 소 잃고 외양간 고친다는 말처럼, 큰 질병에 걸리고 나서야 건강의 소중함을 깨닫는 경우가 적지 않기 때문입니다. 이에 〈내 몸을 살린다〉 시리즈는 일상 속의 작은 습관들과 평상시의 노력만으로도 건강한 상태를 유지할 수 있는 새로운 건강 지표를 제시합니다.

〈내 몸을 살린다〉는 오랜 시간 검증된 다양한 치료법, 과학적·의학적 수치를 통해 현대인들 누구나 쉽게 일상 속에 적용할 수 있도록 구성되었습니다. 가정의학부터 영양학, 대체의학까지 다양한 분야의 전문가들이 기획 집필한 이 시리즈는 몸과 마음의 건강 모두를 열망하는 현대인들의 요구에 걸맞게 가장 핵심적이고 실행 가능한 내용만을 선별해 모았습니다. 흔히 건강관리도 하나의 노력이라고 합니다. 건강한 것을 가까이 할수록 몸도 마음도 건강해집니다. 책장에 꽂아둔 〈내 몸을 살린다〉 시리즈가 여러분에게 풍부한 건강 지식 정보를 제공하여 건강한 삶을 영위하는 든든한 가정 주치의가 될 것입니다.

비타민
내 몸을 살린다

정윤상 지음

모아북스
MOABOOKS

저자 소개

정 윤상 e-mail: ysjung30@gnbenglish.com

비즈니스, 교육컨설팅, 건강 분야 등 다양한 분야에서 집필을 하며 현재 저널리스트로 활동하고 있다. 최근 우리사회에서 검증되지 않는 건강정보로 인한 약물 오남용 ,부작용에 시달리는 현대인들에게 신선하고 맛있는 정보가치가 높은 건강콘텐츠를 연구하며 영역을 넓히고 있다
저서로는 『21세기 바이오테크놀러지의 파워 웰빙』 논문 『바이오세라 2014 』등 다수.

비타민 내 몸을 살린다

1판 1쇄 발행 | 2009년 8월 10일
1판 25쇄 발행 | 2012년 11월 15일

지은이 | 정윤상
발행인 | 이용길

발행처 | 모아북스 MOABOOKS
영업 | 권계식
관리 | 윤재현
디자인 | 이룸

출판등록번호 | 제 10-1857호
등록일자 | 1999. 11. 15
등록된 곳 | 경기도 고양시 일산구 백석동 1332-1 레이크하임 404호
대표 전화 | 0505-627-9784
팩스 | 031-902-5236
홈페이지 | http://www.moabooks.com
이메일 | moabooks@hanmail.net
ISBN | 978-89-90539-54-0 03570

내 몸이 필요로 하는 비타민의 모든 것!

요즘 들어 비타민은 우리 생활 속에서 가장 흔히 볼 수 있는 영양소로 알려지고 있습니다. 약국에만 가도 종류별로 다양한 비타민 영양제들을 팔고 있으며, 형태도 알약, 가루, 음료 등 다양합니다. 또한 슈퍼마켓에서도 간단히 마시는 음료수, 사탕과자, 껌에 이르기까지 비타민이 포함된 제품들이 꾸준히 인기를 얻고 있습니다. 몇 년 전 국민 피로회복제로 사랑받던 박카스를 제치고 비타민이 포함된 한 제약회사의 피로 회복제가 1위를 차지한 것만 봐도 비타민 열풍이 얼마나 뜨거운가를 알 수 있습니다.

사실상 비타민은 우리에게 가장 익숙하고 친밀한 영양소 중에 하나입니다. 비타민의 역사는 지금으로부터 약 100년 전에 시작되었습니다. 19세기 말 여러 영양소들이 과학적으로 증명되는 동시에 새로운 미지의 물질들이 존재한다는 사실이 밝혀졌는데, 이는 캠브리지 화학 연구실에 있던 홉킨스 박사의 연구결과였습니다. 그가 연구 끝에 단백질과 지방, 탄수화물 외에 반드시 우리 생명 유지에 필수적인 영양소가 있다는 사실을 밝혀낸 것입이다. 그리고 동물실험 결과 단백질, 지방, 탄수화물의 3대 영양소 외에도 그 결함을 메우는 필수적인 부영양소가 있다는 사실도 밝혀졌고, 이후 1912년 폴란드의 훔크 박사가 본격적으로 이 영양소에 비타민이라는 이름을 붙였습니다. 그 이후 밝혀진 비타민 종류는 총 17종류로 지용성과 수용성 비타민으로 분류되고 있습니다.

그러던 20세기 후반 또다른 변화가 일기 시작했습니다. 이렇게 밝혀진 비타민 물질들이 단순한 필수 영양소가 아닌, 중요한 피로회복제, 건강기능 식품, 그리고 치료제로서도 얼마든지 큰 역할을 할 수 있다는 주장들이 등장하기 시작한 것입니다. 예를 들어 비타민 C의 경우, 심장병, 혈관 노화, 바이러스 방어를 통한 감기 예방은 물론 암의 예방에도 결정적인 영향을 미친다는 보고서가 속속 발표된 바 있습니다. 또한 권위 있는 구조화학 박사이자 1954년 노벨 화학상을 수상한 라이너스 폴링 박사 역시 1970년 『비타민 C와 감기』라는 책을 통해 대중과 전문인들에게 잘 알려지지 않았던 비타민의 효과를 널리 입증하기에 이르렀습니다.

연구 결과에 의하면 매일 비타민C 1,000mg에서 10,000mg을 섭취하면 모든 병의 감염을 25%, 각종 암을 75% 줄인다고 합니다. 그런가 하면 이 같은 새로운 재발견은 발표되자마자 세상을 놀라게 했고, 여러 치료 프로그램에 활발하게 도입되기 시작했습니다. 더 나아가 이제는 이 비타민이 단백질 세포를 서로 밀착시켜 수명을 연장시킨다는 연구까지 나오면서, 아직 밝혀지지 않은 비타민 C의 광활한 신기원이 활짝 열리게 되었습니다.

그런가 하면 비타민 B 역시 신경 기능을 정상으로 유지시켜 신경통의 완화와 심장 기능을 건강하게 유지한다는 점에서 심장 질환을 가진 이들에게 중요한 보조 치료제로 활용되고 있습니다.

그렇다면 수명 연장, 암세포 억제, 현대병 예방 등 이 시대의 중요한 건강 키워드로 등장한 이 비타민에 대해 우리는 얼마나 정확하고 풍부한 지식을 가지고 있을까요? 비타민은 과연 우리 몸에 어떤 영향을 미치고, 얼마나 중요한 역할을 할까요?

필자는 21세기의 새로운 건강 지킴이 비타민에 대해 그간 꾸준히 관심을 가져왔고, 비타민의 무궁한 지평을 고려해 좀 더 비타민에 대한 정확한 정보를 전달해야 한다는 결론을 얻게 되었습니다. 이를테면 비타민 C는 과일이나 채소 등을 통해 흔하게 섭취할 수 있지만 그럼에도 그 필요량에 도달하려면 음식물 섭취만으로는 완전량을 섭취할 수 없습니다. 또한 흔한 영양소이지만 부족할 경우 여러 질병에 노출될 뿐더러 생명을 유지할 수 없게 됩니다. 또한 다른 비타민들 역시 단순히 필수 영양소로서의 의미를 넘어, 하루하루 바쁜 일과를 살아가는 현대인들에게 스트레스와 현대병을 예방할 수 있는 가장 강력한 건강 키워드입니다. 그뿐만이 아닙니다. 비타민에 대한 연구는 여러분이 이 책을 읽고 있는 이 시간에도 끊임없이 계속되고 있으며, 앞으로도 무궁무진한 가능성을 가지고 있습니다.

이 책은 누구를 위한 책인가?

이 책은 지금까지 밝혀진 비타민의 효능과 잘 알려지지 않은 비밀 등 비타민 C에 대한 정확한 정보를 아우른 핵심이라고 볼 수 있습니다. 우리는 이 책을 통해 지금까지 밝혀진 비타민의 놀라운 효능들을 알게 될 것입니다. 또한 비타민에 대한 정확한 정보를 습득하고, 더불어 하루하루를 건강하게 살아가고자 하는 희망에 대한 보답을 얻을 수 있을 것입니다. 필자는 비타민에 대한 이 책을 다음과 같은 이들에게 꼭 전해주고자 합니다.

- 가족들의 건강이 걱정되는 사람
- 소중한 사람과 가족들에게 비타민에 대해 어떻게 전달해야 할 것인지 알고 싶은 사람
- 건강에 문제가 있는데 비타민이 건강에 도움이 되는지 알고 싶은 사람
- 비타민이 몸에 좋다는 말을 들어본 적이 있으며, 몸에 어떻게

아무쪼록 이 책이 여러분의 건강에 도움이 되길 바랍니다.

2009년 7월 정윤상

1. 당신이 꼭 알아야 할 비타민 상식들

피곤할 때 반드시 찾게 되는 새콤달콤한 비타민 C 피로회복제, 사무실 책상과 식탁 위에 흔하게 놓여 있는 종합 비타민 영양제, 비타민 성분이 가미된 화장품… 이처럼 비타민은 이제 우리가 언제 어디서나 만날 수 있는 영양소로 자리 잡았다.

그러나 너무 흔하게 마주친 탓인지, 정작 이 비타민에 대해 정확한 지식을 가지고 있는 사람은 많지 않다. 지금부터 빼놓지 않고 꼭 짚고 넘어가야 할 비타민 상식은 무엇인지, 비타민에 대해 잘 알려지지 않은 것이 무엇인지 하나씩 살펴보도록 하자.

특히 많은 비타민들 중에 비타민 C는 현재 가장 중요한 비타민 중의 하나로서 특히 관심 있게 살펴볼 필요가 있다.

1) 현대에는 과연 비타민 결핍이 사라졌을까?

비타민 결핍 하면 떠오르는 것은 식량 부족이다. 대부분은 먹을 것이 부족한 시대에나 비타민이 부족하지, 지금처럼 먹거리가 풍부한 시대에 왠 비타민 부족이냐고 되물을 수도 있다. 이는 비타민 부족이라는 말을 떠올리면 곧바로 '각기병, 구루병' 같은 심각한 질환만을 떠올리는 잘못된 정보와 지식 때문이다.

그러나 우리가 살고 있는 현대 사회는 여러 이유로 비타민의 소모를 촉진하고 있다. 업무에서 오는 강한 스트레스, 대기오염과 소음, 과로와 수면의 부족, 인스턴트 식품의 일상화, 흡연 등 우리 몸의 비타민을 빼앗는 요소들이 도처에 널려 있다.

예를 들어 스트레스를 보자. 우리의 뇌신경 세포에는 혈중 농도보다 200배나 많은 비타민 C가 있다. 그러나 극심한 스트레스를 받고 나면 이 비타민 C 함유량이 4분의 1 수준으로 줄어들게 된다. 특히 감기나 허약증처럼 몸이 아플 경우는 생존을 위해 비타민 C를 대량으로 소모하다가 결국 고갈되고 만다.

즉 스트레스를 받는 사람은 만성적인 비타민 C 부족에 시달리게 된다. 게다가 조리 과정이 복잡한 음식을 즐기게 되면서 음식에서 자연스레 다른 비타민들 역시 섭취 기회가 점점 줄어들고 있다. 즉 여러 환경적 요인으로 인해 더 많은 비타민이 필요한 반면, 섭취하는 비타민 양이 줄어들면서 만성적인 비타민 부족에 시달리고 있는 것이다.

예를 들어 풍부한 식문화의 발달조차도 비타민 부족을 초래한다. 현대인이 가장 많이 섭취하게 되는 성분 중 하나인 당분을 보자. 당분을 많이 먹게 되면 대사 활동이 활발해지면서 비타민 B_1이 부족해진다. 그런데 이 비타민 B_1은 흔히 얻을 수 있는 비타민이 아니다. 따라서 안 그래도 부족한 상황에서 지나친 당분 섭취를 할 경우 그 부족 현상이 더 심해지게 된다.

또한 스트레스 때문에 마시게 되는 술 또한 비타민을 파괴하며, 그 외에 우리가 먹는 인스턴트나 커피 등의 기호 식품들도 우리 몸에서 많은 비타민을 빼앗아간다. 즉 일상적으로 균형 잡힌 식생활을 하더라도 기본적으로 우리는 예전보다 많은 비타민을 소모하고 있는 만큼 그 만큼의 보충이 반드시 필요한 셈이다. 그런 면에서 현대에는 비타민 부족 현상이 사라졌다고 판단하는 것은 낙관에 불과하다.

2) 비타민이 부족하면 어떤 현상들이 일어날까?

만성적인 피로라던지 몸 상태가 좋지 않다고 느낄 때 자연스레 무슨 큰 병이 걸린 건 아닐까 걱정하게 된다. 그런데 의외로 현대의 만성 피로는 이 비타민 부족에서 오는 경우가 적잖다. 식습관을 점검하고 종합영양제를 통해 부족한 비타민을 보충하는 것만으로도 무기력 상태에서 벗어나는 경우가 많다는 뜻이다. 지금부터 각각의 비타민들의 부족 현상을 개괄적으로 살펴보고, 현재 내 상태에 해당되는 부분은 없는지 점검해 보도록 하자.

비타민 A - 비타민 A가 야맹증과 관련 있다는 것은 잘 알려진 사실이다. 급격히 시력이 떨어지거나 밤에 어둑어둑한 상태에서 시력 저하를 느꼈다면 비타민 A의 부족을 의심해볼 필요가 있다. 비타민 A가 부족할 경우 야간 운전이 힘들어지거나 영화관에서 글자를 알아보기 어려워진다. 또한 비단 야맹증이 아니라도 피부에 각화가 일어나고 거칠어지기 시작했다면 비타민 A를 섭취해보자. 또한 비타민 A가 부족하면 점막에도 영향을 미쳐 바이러스 침투가 쉬워지면서 감기에 쉽게 걸릴 수 있다.

비타민 B - 비타민 B의 부족이라고 하면 흔히 각기병만 떠올리지만 조금만 걸어도 숨이 차고 지구력이 떨어지는 것 또한 비타민 B 부족 현상 중에 하나다. 특히 무엇을 하든 쉽게 짜증이 나고 예민해지는 육체적 정신적 만성 피로 상태라면 비타민 B의 부족일 가능성이 높다. 또한 비타민 B는 시력과도 관계하므로 눈 시림과 눈 부심 현상이 나타날 수 있다.

비타민 C - 비타민 C는 힘줄, 혈관, 뼈 등 신체 조직을 구성하는 데 조직과 조직을 이어주는 결합조직의 기본 성분인 콜라겐의 합성에 반드시 필요하다. 또한 뇌 기능에 필수적인 동시에 신경 전달 물질의 합성에도 중요한 역할을 하며, 혈압과 스트레스 방어에 필요한 호르몬 전달 물질에도 관계한다. 우리 몸에 비타민 C가 부족할 경우 우리 몸의 스트레스를 방어해주는 아드레날린과 스테로이드 호르몬에 문제가 생겨 혈압과 혈당의 유지력이 파괴되게 된다. 즉 쉽게 피로를 느낄 뿐 아니라 콜라겐 합성이 어려워져 아침에 이를 닦을 때마다 잇몸에서 피가 묻어날 수 있다. 그리고 이 상태가 심해지면 몸의 방어력을 잃게 되어 감기 같은 질환에 쉽게 걸리게 된다. 수유기의 임산부나 유아의 경우도 비타민 C가 부족하면 콜라겐 생성이 부족해 태아의 발육에 치명적인 영향을 미칠 수 있다.

비타민 D - 아무리 뼈를 생각해 칼슘을 섭취한다고 해도 이 비타민 D가 없으면 칼슘의 체내 흡수가 어려워진다. 따라서 우유를 매일 마시고 멸치를 매일 먹는데도 뼈가 약한 것은 바로 이 비타민 D의 부족 현상이다.

비타민 D는 태양빛을 받아 체내에서 합성된다. 따라서 일광이 부족하면 피부 창백은 물론 뼈 건강에도 위험이 오게 된다.

비타민 E - 비타민 E는 흔히 토코페롤이라고도 불리는데,

이 비타민 E가 부족하면 혈액 순환에 문제가 생겨 체온 유지와 추위 방어 능력이 떨어지게 된다. 추운 겨울 쉽게 동상에 걸리고 살갗이 트거나 추위를 이겨내기 어렵다면 비타민 E 결핍증을 의심해봐야 한다.

지금까지 알아본 대표적인 부족 현상 외에도 비타민 부족은 더 많은 심각한 문제들을 야기할 수 있다. 즉 적절한 비타민 섭취는 건강을 지키는 출발점이자 활력을 북돋아 삶의 질을 높일 수 있는 지름길임을 기억하고 비타민 부족 현상을 쉽게 간과하지 말아야 한다.

3) 비타민 과다 복용 시 부작용은 없는가?

약이나 영양제의 과다복용에 대한 우려가 커지고 있다. 그러면서 비타민도 지나치게 많이 섭취할 경우 문제가 있을 수 있다는 주장이 등장했다. 이에 대해서는 아직도 논쟁들이 계속되고 있지만, 모든 비타민에 해당되는 것은 아니다. 다음은 현재 논의되고 있는 비타민 과다 복용 부작용에 대한 이야기들이니 꼭 한번 살펴볼 필요가 있다.

비타민 A - 비타민 A의 경우는 과다 복용을 주의할 필요가 있다. 비타민 A에는 기본적으로 피부와 점막을 건강하게 하는 기능이 있다.

그러나 이 좋은 비타민 A도 과다할 경우 오히려 세포막을 녹여서 피부의 각화가 일어날 수 있다. 또한 식욕부진과 두통도 과다 복용의 증상들이다. 이를테면 종합 비타민제와 간유, 비타민 A가 포함된 음식을 한꺼번에 섭취할 경우 부작용이 올 수 있다.

비타민 D - 간 질환이나 신장 질환이 있을 경우 간과 신장을 통하는 비타민 D의 양이 적어져 칼슘 부족 현상을 일으킬 수 있다. 이때는 비타민 D를 보충해주는 것도 중요하지만, 자칫 과다 복용할 경우 호르몬 분비에 문제를 일으킬 수 있다.

비타민 D는 부갑상선 호르몬에 영향을 미치는데 비타민 D 과다 복용으로 이 부갑상선 호르몬이 지나치게 분비되면 오히려 칼슘을 뼈에서 빼앗아가 뼈가 약해지는 것이다. 또한 근력이 저하되고 두통이 생길 수 있다.

비타민 C - 마지막으로 비타민 C의 경우는 오히려 부작용과 관련해 잘못 알려진 것이 많은 영양소다. 이를테면 비타민 C를 과다 복용하면 옥살산과 요산이 많아져서 결석이 생긴다는 이야기가 있다.

이는 미국의 한 학자가 신장 결석 성분에 수산이 함유되어 있다는 점에서 비타민 C의 과잉 때문이 아닐까 한다는 의견을 발표하면서부터 나온 의견이다.

하지만 이 과정을 뒷받침할 만한 동물실험이나 임상실험 결과는 나온 것이 없다.

게다가 현재 암 치료 등에 비타민 C 대량 요법이 사용되고 있지만 부작용이 보고 된 바도 없다. 또한 많이 먹으면 출혈성 방광염이 생길 수 있다는 이야기도 있지만 그 발생 기전의 원인과 결과의 관계가 명확하지 않은 만큼 증명되었다고 보기 어렵다.

또한 중독성을 걱정하는 사람도 있는데 비타민 C는 기본적으로 물에 녹는 수용성 물질이다. 따라서 몸에 축적되지 않고 필요 이상의 분량은 모두 소변으로 배설되므로 부작용을 걱정할 필요는 없다.

4) 우리가 많이 섭취하는 비타민 C는 무엇인가?

비타민(vitamin)의 어원은 'vital(생명의) + amine(질소)'
의 합성어에서 시작되었다. vital이라는 단어가 들어갔다는
것은 비타민이 생명과 밀접한 관계가 있다는 것을 뜻한다.
특히 이 중에 비타민 C는 주목할 만하다.

비타민 C는 일명 아스코르빈산(a-scorbic acid)이라고 불
리는데, 이 아스코르빈산은 항괴혈병성인자(抗壞血病性因
子) 즉, anti-scorbutic acid의 줄임말로서, 괴혈병과 밀접한 관
련을 가지고 알려지면서 중요한 의미를 획득하게 되었다.

아스코르빈산a-scorbic acid = a(대항하다) +scorbic(괴혈병) =
괴혈병에 대항하다

비타민 C 부족이 흔치 않은 요즘은 그 위험성이 잘 알려
져 있지 않지만, 당시 이 괴혈병은 결코 만만한 병이 아니었
다. 심해질 경우 심장 기능이 정지해 죽음에까지 이를 수
있었다. 실제로 역사를 보면, 15세기, 16세기, 17세기에 장
기간 바다를 항해해야 하는 항해사나 선원들은 괴혈병의

공포에 떨어야 했다는 기록이 나온다. 포르투갈의 항해가 바스코 다가마(Vasco da Gama · 1460~1524년)는 1497년 배를 타고 희망봉을 돌아 인도로 향하는 수개월 사이에 약 60%가 넘는 선원들을 이유를 알 수 없는 병으로 잃었다. 당시 이 선원들은 모두가 잇몸이나 구강 점막에 출혈이 발견되었다. 뿐만 아니라 이외에도 약 수백 만 명의 선원들이 괴혈병으로 장기 항해 도중 목숨을 잃었다.

그러나 당시에는 괴혈병의 원인을 몰랐기 때문에 이렇게 사망하는 일이 으레 있는 일로 여겨졌다. 그러던 와중, 몇 번의 연구와 경험 끝에 18세기 무렵 그것이 장기간의 항해를 하는 동안 신선한 채소나 과일의 섭취가 부족해 생겨난 병이라는 것이 밝혀지면서, 본격적으로 비타민 C의 존재가 알려지기 시작했다.

이후 장기간의 항해를 할 때는 반드시 레몬을 상자에 담아 실어가는 것이 관례가 되었고, 금광 붐이 일었던 1850년대 신대륙 미국에서도 괴혈병으로 죽는 사람이 많아지자 오렌지 재배가 성행하면서 지금의 캘리포니아 농장 같은 대규모 오렌지 농장이 생겨났다. 또한 비타민 C가 괴혈병 예방에 반드시 필요하다는 것이 알려지면서 비타민 C에 대한 본격적인 연구들이 하나둘 착수되기 시작하고 현대에 들어 피로를 효과적으로 회복하며 체력을 관리하는 대표적인 영양 성분임은 물론 항암 효과까지 거론되면서 비타민 C 열풍이 불기 시작했다.

비타민 C의 효능들

① 이뇨 작용을 돕는다

② 통증을 완화시킨다

③ 체온을 유지한다

④ 두뇌 활동을 돕는다

⑤ 바이러스를 죽인다

⑥ 발암물질에 대항한다

비타민 C가 중요한 또 하나의 이유는, 비타민 C의 경우 다른 비타민들과 달리 우리 몸에서 만들어낼 수 없기 때문이다. 본래 포유류에게는 기본적으로 자신의 몸에서 필요한 만큼의 비타민 C를 만들어내는 능력이 있었다. 그러나 몇 천 년의 시간이 흐르는 동안 인간을 포함한 원숭이 등의 영장류는 몸 안에서 비타민 C를 만들어내는 능력이 퇴화되어 버렸다.

그 이유는 여러 가지로 설명되지만, 과일을 쉽게 구할 수 있는 열대 지역에 서식하면서 유전자가 변이했가 때문이라는 학설이 가장 인정받고 있다. 비타민 C는 포도당이 간세포 안에서 화학 작용을 일으켜 생성되는 것인데, 인간은 이 마지막 화학 단계에 필요한 유전자가 변이되어 버린 것이다.

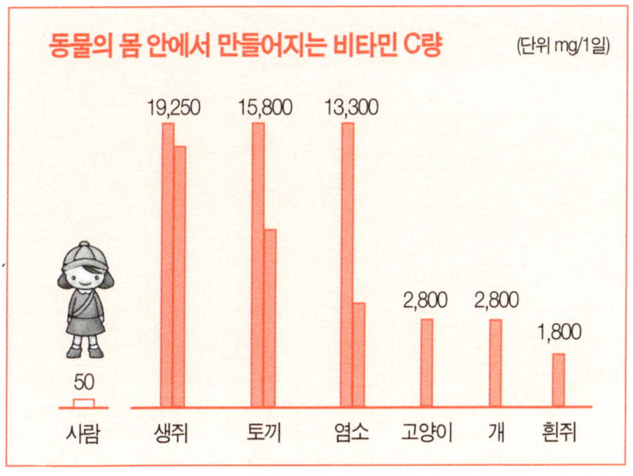

혈장 중의 비타민 C의 농도연구 결과 _폴링 박사

위 도표를 보면 우리 몸에서 원하는 양에 비해 우리 몸 안의 비타민 C의 월등히 적다는 것을 알 수 있다. 동물들은 방대한 양의 비타민 C를 만들어내는 데 비해 인간은 그렇지 못하기 때문이다. 게다가 이렇게 비타민 C를 만들어내는 능력이 퇴화된 데 이어 하루 섭취량도 사실상 부족하다.

그렇다면 우리가 평균적으로 섭취해야 하는 하루 권장 비타민 C의 양은 어느 정도일까?

일반적으로 세계에서 표준적으로 권하는 비타민 C의 양은 약 60mg이다. 그러나 현재 이 비타민 C의 필요량은 환경에 따라 쉽게 파괴될 뿐 아니라, 개인차도 굉장히 크다.

비타민 C 1일 권장량		
구 분	연령	용량/mg
유아	생후 0~6개월	30
	6개월 ~1년	35
소아	1~3세	40
	4~10세	45
	11~14세	50
남자	15세 이상	60
여자	15세 이상	60
	임신	70
	수유(초반 6개월까지)	95
	수유(이후 6개월까지)	90
흡연자		100

위의 도표는 간략하게 분류한 것이지만, 심지어 사람에 따라서는 10배 이상 권장량이 차이가 나는 경우도 있다고 한다. 즉 어떤 사람은 60mg이면 되지만 어떤 사람은 여러 요인들에 의해 600mg의 비타민 C를 필요로 할 수도 있다는 의미다.

따라서 비타민 C의 섭취량을 표준 하루 권장량에 딱 맞춰 먹는다고 해서 안심할 일은 아니며, 게다가 인간을 제외한 다른 동물의 경우 체중 대비 하루 소요량이 인간의 40배에서 400배를 넘는다는 점에서 현재 우리의 비타민 C 섭취량은 심각하게 부족한 수준이라고 할 수 있다.

그렇다면 이런 상황에서 비타민 C의 섭취량을 적절히 유지할 수 있는 방법은 무엇일까? 괴혈병의 원인이 비타민 C에 있다는 사실이 밝혀지면서 활발한 연구가 진행되었고, 그 결과 현재 우리가 일상적으로 먹는 영양보조제, 비타민 C 건강기능식품, 화장품, 음료수 등이 탄생했다.

비타민 C, 음식물만으로는 부족하다

라이너스 폴링 박사의 연구에 의하면 오래전 인류는 과일을 통해 하루에 평균 2.3kg에 달하는 비타민을 섭취했다고 한다. 이는 요즘 시대의 권장량인 50~60mg의 약 40배에 달한다. 다시 말해 현대인의 비타민 C 수치가 얼마나 낮아졌는지를 단적으로 알 수 있는 부분이다. 폴링 박사는 이후 권장량에 대한 연구를 진행했고 평균 권장량 50~60mg, 그램 수로 따지면 1~2g 정도의 양을 넘어가서 2.3g의 권장량을 제시했다.

그런가 하면 최근 2005년에는 여기서 더 나아가 한국영양학회에서 하루 권장량 60mg을 상향 조정해 100mg으로 섭취할 것을 권장하기 시작했다. 또한 미국에서는 이미 적정량을 100~200mg으로 잡고 2,000mg도 문제없다는 학계의 의견이 나오고 있다. 이는 이전의 권장량이 최소의 질병 예방, 즉 생존에 문제가 없는 수준의 적정량이었을 뿐 현재 요구되는 비타민 C의 충분한 양에는 도달하지 못한다는 의견이 지배적이었기 때문이다.

그런데 여기에 문제가 하나 있다. 평소 우리 식습관으로는 이 무려 100~2,000mg까지 달하는 권장량들을 채우기가 쉽지 않다는 점이다.

과일의 비타민 C 함량표를 기준으로 폴링 박사가 제시한 권장량만 계산하도, 이 정도의 비타민 C를 섭취하기 위해서는 하루에 귤의 경우 5kg, 토마토의 경우 10kg을 먹어야 한다. 음식물로만 섭취하는 것으로는 부족하다는 뜻이다.

실제로 미국에서 진행된 한 조사에 의하면 미국 성인의 20~30%가 심지어 표준 일일 권장량인 60mg조차도 제대로 섭취하고 있지 않아 비타민 C 부족 상태라는 보고가 있다는 것은 식생활에서 비타민 C 섭취가 생각만큼 쉽지 않다는 사실을 말해주고 있다.

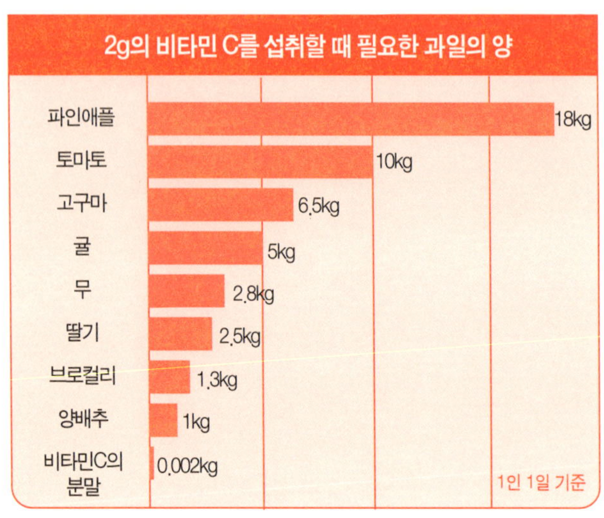

5) 가공식품에도 비타민이 포함되어 있을까?

비타민 C 음료의 대명사로 오렌지 주스가 있다. 새콤달콤한 맛과 신선한 빛깔, 간편하게 비타민 C를 섭취할 수 있을 것 같은 기분에 집집마다 오렌지주스를 사서 냉장고에 넣어놓는다. 그러나 얼마 전 〈SBS 100세건강 스페셜〉 프로그램에서 발표된 오렌지주스의 허와 실은 주목할 만하다.

오렌지 주스의 오렌지는 거의 모두가 외국에서 수입된다. 그것도 통 오렌지가 아니라 농축과즙 형태로 들어오는데 생산국에서 농축 과즙을 만드는 과정에서 사실상 비타민 C는 거의 파괴된다. 또한 어느 정도 남아 있던 비타민 C도 긴 유통과정을 거치면서 투명한 용기에서 형광 불빛을 받아 산화되게 된다. 잘 알려져 있다시피 비타민C는 빛과 열에 굉장히 약한 물질이기 때문이다. 따라서 오렌지주스만 믿고 비타민C 섭취를 게을리 할 경우, 비타민C 부족으로 피로를 느낄 수 있는 만큼, 오렌지주스를 마시면 비타민C를 보충할 수 있다는 일반 상식은 제고해봐야 한다.

한편 비타민 첨가 식품들도 한번쯤 짚고 넘어갈 필요가 있다. 최근 들어 비타민을 첨가한 음료나 식품들이 인기를 끌고 있는데, 이런 제품들의 경우 반드시 표시 성분의 양을 점검해야 한다. 첨가량이 지나치게 적거나 오히려 다른 식품 첨가물이 더 잔뜩 들어가 있다면 먹지 않으니만 못하기 때문이다. 특히 야채를 싫어하는 아이들 용으로 비타민 첨가 간식들이 인기를 끌고 있는데, 단순히 그것이 "오늘 아이에게 몸에 좋은 간식을 주었다."는 위안용은 아닌지도 되짚어보아야 할 것이다.

비타민 영양제, 제대로 먹는 법은 따로 있다

최근 들어 종합 비타민 영양제가 폭발적인 인기를 끌고 있다. 시중에 다양한 비타민 영양제들이 나와 있지만, 뭐니 뭐니 해도 인기 있는 것은 종합 비타민 영양제다. 이는 비타민의 중요성이 널리 알려지면서 일상적인 음식물로는 제대로 보충할 수 없는 비타민을 통해 얻으려는 것이다. 그러나 이 비타민 영양제도 먹는 방법에 왕도가 있다. 지금부터 비타민 영양제 제대로 먹는 방법을 알아보자.

1. 적은 양을 여러 차례 나눠 먹는다

비타민은 한꺼번에 많은 양을 먹으면 흡수율이 떨어지게 된다. 따라서 아침에 두 알을 한꺼번에 먹기보다는 나눠서 아침저녁으로 섭취하는 것이 좋다. 예를 들어 나눠서 섭취하면 그 흡수율이 80%에 달하지만, 한꺼번에 섭취하면 흡수율이 50%에 머무른다. 따라서 비타민C를 먹을 때는 적절한 시간 사이를 두고 2~3차 례 나눠 먹는 것이 좋다.

2. 미네랄과 함께 먹지 않는다

미네랄(칼슘, 아연, 마그네슘, 철분)과 비타민(A, B, C, D, E, K)은 모두 우리 몸에 꼭 필요한 영양소지만 서로 충돌하는 성질이 있다. 따라서 칼슘과 마그네슘, 철분 등의 영양제를 먹고 있다면 서로 차이를 두고 비타민C를 복용해야 한다.

3. 식후에 복용하라

비타민은 식전에 복용할 경우 자칫 속 쓰림을 가져

오거나 흡수율도 낮아진다. 따라서 식사를 한 뒤 30분 이후 복용하는 것이 가장 좋다.

비타민은 단기적으로 반짝 먹지 않고 장기적으로 꾸준히 복용할 때 그 효과가 최대치로 올라갈 수 있다. 실제로 비타민으로 건강을 지키는 이들은 근 20년간 꼬박꼬박 비타민을 섭취하는 경우도 적지 않다. 따라서 비타민 영양제를 먹기 시작했다면 잊지 말고 꾸준히 섭취해야 한다.

2. 내 몸에 필요한 비타민의 기능

비타민은 우리 몸에 꼭 필요한 물질로 다양한 역할을 하는 동시에 부족할 시 많은 문제를 일으킬 수 있다는 것을 앞에서 알아보았다. 그렇다면 우리는 각각의 비타민에 대해 얼마나 많은 지식들을 알고 있을까? 과연 이 비타민들은 우리 몸에서 과연 어떤 기능을 할까? 지금부터 각각의 비타민에 대한 개괄적인 지식과 중요성을 살펴서 우리 몸에 올바로 적용할 수 있는 방법을 찾아보도록 하자.

1) 수용성 비타민과 지용성 비타민

비타민은 일반적으로 크게 지용성(脂溶性)과 수용성(水溶性)으로 분류된다.

*** 지용성 비타민** - 지용성 비타민은 기름과 같은 유기 용매에 녹는 비타민으로 비타민 A,D,E,F,K 등을 일컫는다. 지용성 비타민은 수용성 비타민에 비해 열에 강한 편이라 식품을 조리하거나 가공해도 손실이 적은 편이다. 또한 반드시 유기 용매가 있어야 장에서 흡수가 가능해지므로 지방의 흡수율이 떨어지면 함께 흡수율이 떨어지는 만큼 지방 성분과 동시에 섭취해야 한다.

그런데 이 지용성 비타민은 소변으로 배설되지 않기 때문에 몸 안에 상당량이 축적되게 된다. 즉 수용성 비타민에 비해 과잉 저장될 가능성이 높은 만큼 과잉 섭취에도 주의를 기울여야 한다.

*** 수용성 비타민** - 반면 수용성 비타민은 물에 녹는 성질을 가진 비타민으로서 체외로 배설되기 쉽다. 비타민 C와 비타민 B_1, B_2 나이아신, 비타민 B_6, 엽산, 비타민 B_{12}, 판토텐산, 비오텐 등이 여기에 해당된다. 또한 물에 용해되는 성질 때문에 조리 시에 쉽게 손실되고 상대적으로 열에도 약하다. 따라서 조리 시에는 물에 끓이기보다는 찌거나 볶거나 물을 소량으로 사용하는 편이 좋다.

2) 각각의 비타민 기능

① 비타민 A

- 결핍증 : 안구건조증, 야맹증, 피부건조, 각막연화증
- 효능과 생리적 기능: 눈의 건강, 항암 및 항산화 작용, 점막구성성분, 성장 촉진, 피부 · 머리카락 · 알레르기 질환 개선, 잇몸 등의 건강 유지
- 공급원 : 송아지 간, 달걀, 당근, 멜론

② 비타민 B$_1$(티아민)

- 결핍증: 각기병, 뇌 세포 손상, 근육위축, 근육종, 부종, 호흡곤란, 식욕부진, 설사
- 효능과 생리적 기능: 탄수화물의 에너지 대사를 도움, 성장 촉진, 심장 기능 정상적 유지
- 공급원 : 육류, 알곡, 콩 및 곡류, 빵

③ 비타민 B$_2$(리보플라빈)

- 결핍증 : 구강염, 설염, 피부염, 우울증, 현기증
- 효능과 생리적 기능 : 탄수화물, 단백질 지방의 에너지

대사에 관여, 성장과 재생 작용, 건강한 피부·손톱·모발
유지, 시력을 돕고 눈의 피로를 감소
　　• 공급원 : 달걀, 육류, 유제품, 푸른 채소

④ 비타민 B₃(니아신)
　　• 결핍증 : 구취, 설사, 신경과민, 피부염
　　• 효능과 생리적 기능 : 탄수화물, 단백질, 지방의 에너지
대사에 관여, 고지혈증 개선, 혈압강하 효과, 당뇨병 개선,
신경안정, 우울증 치료, 위장질환 감소, 심한 두통의 예방과
치료
　　• 공급원 : 생선, 알곡, 땅콩, 콩

⑤ 비타민 B₅(판토텐산)
　　• 결핍증 : 피로와 불면증
　　• 효능과 생리적 기능 : 탄수화물, 단백질, 지방의 에너지
대사에 관여, 스트레스 해소, 면역력 증진, 콜레스테롤 산화
방지, 기억장애 예방, 통풍 예방, 류머티스성 관절염 치료
　　• 공급원 : 곡류, 콩류, 닭고기, 동물조직

⑥ 비타민 B6(피리독신)

- 결핍증 : 비듬, 구강염, 피부염, 근육경련, 신경과민
- 효능과 생리적 기능 : 아미노산 대사에 필수, 구토증, 입덧 및 빈혈 예방, 정신신경질환·피부병·동맥경화증 예방, 생리전증후군 치료, 면역기능 강화
- 공급원 : 육류, 생선, 알곡, 바나나

⑦ 비타민 B12(코발라민)

- 결핍증 : 악성빈혈, 체취, 비듬, 월경불순, 신경과민
- 효능과 생리적 기능 : 악성빈혈 예방, 철분과 엽산 보조, 신경과민 감소, 집중력 및 기억력 향상, 치매 예방, 심혈관계 질환 예방
- 공급원 : 우유, 생선, 육류, 달걀

⑧ 비타민 C

- 결핍증 : 식욕부진, 피로, 코피, 위장장애, 멍이 잘 듦
- 효능과 생리적 기능 : 항산화 작용, 백내장 예방, 콜라겐 합성, 스트레스 해소, 피부건강유지, 면역증진 및 감기 예방, 흡연자 면역증강, 철분 및 칼슘의 흡수 촉진, 혈중 콜

레스테롤 저하, 당뇨병 개선

　• 공급원 : 여러 과일과 채소(오렌지, 토마토 등)

⑨ 비타민 D

　• 결핍증 : 충치, 골연화증, 구루병, 노인성 골다공증

　• 효능과 생리적 기능 : 칼슘 유지, 호르몬 작용, 치아 골격을 위한 칼슘 흡수 향상

　• 공급원 : 유제품, 햇빛을 쐬면 생성됨

⑩ 비타민 E

　• 결핍증 : 적혈구 파괴, 신경질환, 근육위축증, 빈혈 및 생식기능 장애

　• 효능과 생리적 기능 : 항산화 작용, 심혈관계 질환 예방, 피부노화 방지, 암 · 당뇨 · 퇴행성 뇌질환 예방 및 치료, 면역성 증진, 눈 건강 유지, 생식기능에 도움

　• 공급원 : 채소, 달걀, 생선, 마가린

⑪ 비타민 K

　• 결핍증 : 코피 출혈, 노화 촉진, 출혈성의 궤양

• 효능과 생리적 기능 : 간 기능 개선, 암 예방 및 치료, 폐경기 후 골다공증 예방

• 공급원 : 푸른 채소, 돼지 간

⑫ 엽산

• 결핍증 : 거대 적아구성 빈혈, 신경관 손상, 성장 지연, 입과 혀에 염증

• 효능과 생리적 기능 : DNA 합성 과정과 적혈구 생성으로 빈혈 예방, 심장과 혈관건강, 노인성 치매와 우울증 개선, 항암 효과, 태아의 신경 계통 발육 관여, 통풍 예방

• 공급원 : 푸른 채소, 키위, 내장, 알곡, 땅콩

출처 〈웰빙밥상보고서〉

3. 활력 있게 장수하는 삶을 위한 비타민 건강학

비타민은 인간의 건강과 생명 유지를 위해 반드시 필요한 물질이다. 우리 몸이 정상으로 활동하는 데 결정적인 영향을 미칠 뿐 아니라 어린이부터 노년기까지 모든 인간의 성장과 건강 유지에 없어서는 안 되는 것이 바로 비타민이다.

이 장에서는 장수하는 삶, 건강한 삶을 위해 비타민을 어떻게 활용해야 하는지, 우리의 평균수명을 깎아먹는 여러 질병에 비타민이 어떤 도움을 줄 수 있는지를 알아볼 것이다.

1) 비타민과 운동

최근 웰빙 바람이 불면서 먹거리와 운동에 대한 관심도

높아졌다. 일상적으로 헬스장을 찾는 사람들이 느는가 하면 저녁 무렵 공원에는 걷기나 뛰기 운동을 하는 사람들로 붐빈다. 땀을 흘리고 나면 기분이 상쾌하고 몸의 노폐물도 빠져나간다. 더불어 체중 조절 효과는 물론 근력이 강화되어 튼튼한 몸을 가지게 된다.

이처럼 운동이 좋다는 것은 누구나 알고 있는 사실이고, 전문가나 비전문가나 운동에 대해 긍정적인 평가를 내리고 있지만, 이른바 '만병통치약'이라고 불리는 운동에서도 피해야 할 위험이 존재한다. 바로 활성산소, 혹은 유해산소의 지나친 발생이다.

활성산소란?

유해산소라고도 불리는 활성산소는 호흡하는 산소와는 달리 불안정한 상태의 산소로서, 환경오염과 화학물질, 자외선, 혈액순환장애, 스트레스와 과도한 운동 등으로 생산되며, 몸속에서 산화작용을 일으켜 세포막, DNA, 그 외의 모든 세포 구조를 손상해 돌연변이나 암, 각종 질병과 노화의 원인이 된다. 실제로 암·동맥경화증·당뇨병·뇌졸중·심근경색증·간염·

신장염·아토피·파킨슨병 등 현대인의 질병 중 약 90%가 활성산소와 관련이 있다고 알려져 있다.

우리가 운동을 하게 되면 지속적으로 장시간 숨차게 호흡하게 되면 산소가 분자화하면서 활성산소라는 것이 생겨난다. 이 활성산소는 피 속에 산소가 부족해 흐름이 나빠지면 더 활발히 움직여 뇌혈관의 내피를 상하게 하고 유전자를 다치게 한다. 실제로 단거리 달리기 선수들의 평균 수명은 일반인보다 짧다고 조사되었는데, 이는 활성산소라는 물질이 운동하는 사람에게는 치명적인 '독'이 되기 때문이다. 또한 일본의 스포츠 과학계는 마라톤 선수나 등반가를 선발할 때 반드시 체내에서 활성산소가 얼마나 생성되느냐를 체크한다. 이 양이 적어야 뛰어난 선수가 될 수 있기 때문이다.

몇 달 전 국내의 한 유수한 스포츠 의학 연구소에서는 매우 흥미로운 실험을 발표한 바 있다. 일단 이 연구소에서는 유산소 운동을 하는 두 개의 군을 선정해 한쪽에는 운동 전후에 비타민 C와 더불어 비타민 E를 먹이고 대조군은 전혀 먹이지 않았다. 그렇게 수 주 동안 운동을 실시한 결과 전자의 경우는 후자에 비해 운동능력이 증가 되었다.

비타민, 그 중에서도 비타민 C의 항산화 능력은 이미 몇 해 전부터 입증되어 왔다. 성질상 비타민 C는 '전자'를 받을 준비가 잘 되어 있는 요소이고, 활성산소는 '전자'를 줄 준비가 되어 있어서, 두 물질이 만나면 전자를 쉽게 주고받음으로 활성산소의 강한 산화적 독성이 사라지는 것이다. 즉 비타민C는 활성산소의 독소를 받아들이고 삐뚤삐뚤 성난 활성산소를 얌전히 다독거려 주게 된다. 그런가 하면 비타민 E도 항산화 작용에 탁월한 기능을 가진다. 비타민 E는 체내의 지방이 활성산소와 결합해서 과산화지질이 되는 것을 막아주기 때문이다. 실제로 운동선수들의 경우 비타민 E를 다량 투여 받아 성과를 거두는 경우가 적지 않다. 또한 비타민 B1 또한 운동능력의 강화와 연관이 있다. 비타민 B1은 격심한 노동 뒤에 오는 근육의 피로를 풀어주는 역할을 한다. 우리 근육은 심하게 움직이면 근육에 저장된 당분이 산성으로 변해 근육 조직에 쌓이면서 피로를 불러오는데 비타민 B1은 바로 이 당분을 연소시켜 에너지로 돌려주게 된다.

즉 운동도 얼마나 좋은 영양 상태에서 하느냐에 따라 그 효과가 천차만별이다. 즉 운동 전후에 비타민을 충분히 섭취할 경우, 운동으로 인한 실(失)을 막아 운동 효과가 올라가고 더불어 다른 질환까지 막을 수 있다는 점에서 복용은 두 마리 토끼를 잡는 일과 다르지 않다.

2) 비타민과 스트레스

우리 몸에는 부신(副腎)이라는 장기가 있다. 이 부신은 다른 기능도 하지만 가장 큰 기능은 바로 호르몬을 분비해 스트레스를 방어하는 데 있다.

실로 현대사회는 스트레스 천국이다. 빠르게 움직여야 하루 업무를 제대로 해낼 수 있고, 인간관계는 복잡하기만 하다. 게다가 주변 환경은 온갖 소음과 매연에 쫓기는 듯한 불안감도 만연해 있다. 이처럼 스트레스로 교감 신경이 자극되면 부신은 바쁘게 움직이기 시작한다. 안쪽인 수질에서는 아드레날린을 분비하고 부신피질은 코티졸을 분비해서 자율신경의 움직임을 정상으로 돌려놓으려고 애쓰게 된다. 초긴장 상태에 있을 때 호르몬을 분비시켜 강한 힘을 내도록 해서 스트레스에 대한 저항성을 증가시켜주는 동시에, 단백질 분해 및 합성과 혈당 조절에도 관여하는 것이다. 그리고 바로 이때 가장 많이 소모되는 체내 물질이 바로 비타민 C다.

이런 결과는 실험쥐를 통한 실험에서도 명확히 나타났다. 앞서 이야기했듯이 쥐는 체내에서 비타민 C를 합성할 수 있다. 그런데 이 실험쥐에게 강한 스트레스를 가했더니 평소보다 8배나 많은 양의 비타민 C를 만들어냈다. 즉 부신이 스트레스 저항을 이겨내는 동안 8배나 많은 비타민 C가 필요했던 것이다.

우리가 하루하루 지내면서 겪는 스트레스는 결과적으로 몸의 산화를 촉진시키고 질병을 촉진한다. 따라서 스트레스 저항성이 낮을 경우 치명적인 무기력 상태나 질병을 겪을 수 있다. 그리고 이것을 견뎌내는 데 필요한 엄청난 양의 비타민 C를 간과한다면, 분명 다른 곳에서 필요한 비타민 C가 소모되게 된다. 따라서 일상적인 식탁에서 충분한 양의 비타민 C를 섭취하는 것과 더불어 항상 비타민 C를 소지하고 다니면서 조금씩 음용하는 것은 스트레스를 이겨 내는 데 가장 훌륭한 방도 중에 하나라고 할 수 있다.

제주도에 거주하는 김항렬 씨(104세)는 자주 고구마나 감자와 같은 구근류와 보리, 기장과 같은 곡식을 즐겨 먹는다. 그는 간식으로 비닐하우스에서 딴 신선한 채소를 먹는다. 콩잎, 상추를 비롯해 멜순(밀나물)도 즐겨 먹는다. 멜순은 전통적으로 제주도 사람들에게 몸에 좋은 야생초로 인식돼 왔다.

중국 타림 분지와 타클라마칸 사막 주변에 살고 있는 마호메트 아혼 씨(116세)는 아침식사로 차 한 잔, 빵(Nan) 반 조각, 야채가 들어가 있는 국수 한 그릇을 먹는다. 빵은 2000년 동안 위구르의 주요 요리였으며 모양과 성분이 다른 50가지의 난이 있다. 마호메트 씨는 점심을 먹지 않지만 그는 저녁식사 때 시시카밥, 불에 구운 양 5꼬치와 채소, 빵을 먹는다. 그는 하루에 여러 번 과일을 먹는다.

권인순 인제대 의대 노인병학과 교수는 "뉴잉글랜드 100세인 연구에서는 50%가 부모, 형제, 조부모 중 장수한 가족력이 있고 형제 사망률은 일반의 절반 정도로 낮아 장수 관련 유전자의 존재가 제시되고 있다"고 말했다. 100세인의 자손은 고혈압 당뇨 심장병 등 만성질환도 적었다.

그러나 노력하기에 따라서는 얼마든지 장수인이 될 가능성을 높일 수 있다. 서울대 노화고령사회연구소 박상철 소장은 한국 100세인의 5대 특징으로 **△많이 움직여라 △환경에 적응하라 △틀림없이 원칙을 지켜라 △많이 생각하라△인간으로서 느껴라** 등을 제시한다.

중국에는 장수와 관련해 "웃으면 젊어지고 화를 내

면 늙는다”는 속담이 있다. 일본의 대표적인 장수촌이 몰려 있는 오키나와에는 “포기한다”라는 말이 있다. 오키나와 사람들은 해마다 수시로 찾아오는 태풍과 같은 재해를 웃으면서 받아들이고 직면한다는 얘기다. 장수에는 비결이 없지만 살아가는 방법에 관해 지혜가 필요하다는 점을 각국의 장수인들은 보여주고 있다.

스트레스를 받지 않는 인생은 없기 때문에 문제는 우리가 들어오는 스트레스를 어떻게 처리하느냐 하는 것이다. 실제로 장수인들은 대부분 전쟁의 참혹함을 견뎌냈고 앞서 떠나버린 남편이나 아내, 그리고 자식들과의 이별고통도 이겨냈다. 가난의 시달림도 극복해낸 사람들이다. 그렇다면 장수의 인자는 무엇인가. 무병장수는 경제적 상태, 식이, 교육 정도와는 확실한 상관관계가 없다는 것이 전문가 견해다.

권인순 교수는 “지금까지 연구 결과 노화에 관여하는 인자는 유전과 환경, 생활습관”이라며 “이란성 쌍둥이 연구를 통해 추측한 유전적 요인은 약 20~30%이고 환경과 생활습관을 중심으로 한 나머지 70% 이상을 우리가 선택하고 교정해 백년해로를 누릴 수있다"고 말했다.

출처- 매일경제 이병문 기자

3) 비타민과 면역

비타민은 스트레스와 피로가 많고 성인병 위험에 노출되어 있는 현대인에게 꼭 필요한 영양소로, 건강 유지와 활력 보강, 항암 치료 등 팔방미인이라고 할 만큼 우리의 건강에 여러 좋은 영향을 미친다. 스트레스 방어는 물론 우리 면역 체계에도 중요한 관여를 하며 면역세포의 생산과 운동성을 촉진해 면역력을 증강시킨다. 예를 들어 정상적인 백혈구에는 비타민 C의 농도가 높지만, 스트레스와 감염이 있을 때에는 혈액과 백혈구의 비타민 C 농도가 급격하게 감소하게 된다. 우리 몸은 바이러스 등 외부 침입 물질이 들어오면 백혈구가 육탄돌격으로 바이러스와 싸우면서 몸의 손상을 막게 되는데, 이 백혈구의 에너지를 내는 동력이 바로 비타민 C다.

질 병	비타민C의 작용
빈 혈	철의 흡수를 돕는다.
간 염	바이러스형 간염의 바이러스에 대항하는 힘을 길러준다.
스트레스	스트레스에 대한 내성을 강화한다.
동맥 경화	콜레스테롤을 낮춰주어 혈관을 젊게 만든다.
노 화	몸에 필요한 콜라겐 조직 물질을 만들어낸다.
감 기	바이러스를 억제하는 인터페론이라는 물질을 생성한다.
외 상	골절과 상처의 치유를 앞당긴다.
알레르기	비염 등 알레르기의 반응을 줄여준다.
당뇨병	인슐린과 비슷한 작용을 해서 혈당을 낮춰준다.

라이너스 폴링 박사는 바이러스 면역과 관련해 비타민 C
야말로 '세상에서 가장 저렴한 항생제' 라고 말한 바 있다.
비타민 C가 부족하면 백혈구가 힘을 잃고 제 기능을 수행
하지 못하게 되는 반면, 비타민 C를 많이 먹으면 면역 체계
도 강해져서 스트레스로 인한 질병, 알레르기, 세균성 질환
을 예방할 수 있고, 실제로 폐결핵, 류머티즘, 폐렴 등에도
비타민 C를 충분히 투여하는 요법이 사용된다.

그런가 하면 비타민 B₂도 우리 몸의 독소를 없애주는 해독작용을 통해 우리 면역력을 높여주고 활력을 북돋는다. 최근 들어 유해한 식품첨가물들이 우리 몸의 면역 체계를 파괴한다는 보도를 자주 접했을 것이다. 이때 비타민 B₂는 햄이나 인스턴트 식품에 들어 있는 식품첨가물, 방부제 등의 수소와 결합하고 그 기능을 빼앗아 유해한 물질을 다른 물질로 바꿔버린다. 따라서 우리가 어쩔 수 없이 일상적으로 먹게 되는 유해 물질들에서 우리 면역 체계를 보호하려면 반드시 비타민 B₂의 섭취에도 신경을 써야 한다.

애주가와 애연가, 감기 잘 걸리는 이는 비타민 C와 친해져라!

＊감기 - 비타민 C는 우리 몸의 면역력을 높이고 질병에 대항하는 힘을 기른다. 혈액에 침투한 바이러스는 백혈구가 살균 작용을 하면서 대항하게 되는데 백혈구에는 다량의 비타민 C가 포함되어 있다. 이때 비

타민 C의 혈액 내 농도가 떨어지면 쉽게 바이러스에 감염되고 치료도 늦어지게 된다. 반대로 비타민 C를 충분히 섭취하면 면역 체계가 활발히 움직여 체내의 바이러스를 퇴치하고 건강한 몸을 유지할 수 있다.

또한 비타민 A도 감기의 예방에 효과적이다 비타민 A는 우리 코의 점막과 기관지의 점막을 튼튼하게 만들어 먼지나 찬 공기의 자극을 줄여주고 바이러스와 세균의 침범을 효과적으로 막아내게 된다.

*** 음주** - 음주는 간에 부담을 주어 염증을 유발할 수 있으며 장기적으로 폭음을 하거나 잦은 술자리를 가질 경우 간경화나 간염을 일으킨다. 한 실험에 의하면 실험 쥐에 급성간염을 유발하자 심각한 간 손상이 나타났는데, 비타민 C를 투여하자. 간 손상을 거의 완벽하게 막을 수 있었다. 이는 비타민 C가 염증반응에 의한 간 손상을 막는 데 중요한 역할을 한다는 사실을 알 수 있는 대목이다. 따라서 음주 전후 비타민 C를 충분히 섭취하는 것은 술로 인한 간 손상을 막고 몸의 활력을

잃지 않을 수 있는 최고의 방법이다.

  *** 흡연** - 담배는 동맥경화, 폐암, 심장병 등을 일으키는 중요 인자다. 그리고 이처럼 몸에 문제가 생기는 주 원인이 비타민 C의 파괴에 있다는 보고가 있다. 한 개비를 피울 때 소모되는 비타민 C는 약 25mg으로 하루에 한 갑을 피울 경우 우리 몸에서는 500mg의 비타민 C가 소모되면서 만성적인 비타민 C 부족에 시달리게 된다. 담배를 많이 피웠을 시 나타나는 두통과 어깨결림, 칫솔질 시 피나는 현상 등이 바로 이 비타민 C 부족에 따라 나타나는 현상이다. 따라서 금연을 하는 방법이 가장 좋지만 그렇지 못하다면 가능한 한 많은 비타민 C를 섭취할 수 있도록 노력해야 한다.

4. 비타민 C로 3대 현대병을 해결하자

비타민의 항산화 효과는 노화 방지에 탁월하다. 현대인의 건강을 위협하는 가장 큰 적인 암과 당뇨, 심혈관질환 등 일련의 현대병들은 운동 부족과 서구화된 식생활로 몸에 활성산소가 쌓여 일어난다. 즉 노화란 결과적으로 몸 안에 유해물질이 쌓여 산화되면서 질병까지 나아가는 일련의 과정이라고 할 수 있다.

대표적인 항산화 비타민으로 비타민 A, 비타민 C, 비타민 E가 있는데, 이 중 비타민 C의 항산화 작용, 즉 노화 방지 작용은 모든 비타민들 중에서도 가장 뛰어나다. 매일 일정량을 먹으면 활성산소의 합성을 억제해 노화를 예방하고 현대병의 위험을 크게 감소시킬 수 있는 것이다.

다른 비타민들 역시 현대병을 예방하는 데 중요한 역할을 하지만 비타민 C의 위력은 가장 강력하다고 인정되고 있으며, 현재 다른 비타민들에 비해 그 효능 또한 크다고 볼 수 있다.

지금부터 비타민 중에서도 현대병의 예방에 중요한 위치를 차지하고 있는 비타민 C의 현대병 예방과 치유의 힘에 대해 알아보도록 하자.

1) 당뇨

* 당뇨의 발생 원인

당뇨병이란 유전병 중의 하나다. 집안에 당뇨를 앓는 환자가 있을 경우 그 자식들도 당뇨병을 걸릴 위험이 현저하게 높아진다.

당뇨병은 췌장에서 분비되는 인슐린의 분비가 줄어들어 생기는 병이다. 인슐린은 우리 몸에서 혈액 속의 포도당을 에너지원으로 바꿔주는 역할을 하는데 당뇨병에 걸리면 이 인슐린 공급이 부족해지면서 포도당이 에너지를 공급해주지 못하고 그대로 소변으로 배설되어 버린다. 당뇨병은 초기에는 식이요법으로 진행을 막을 수 있지만, 늦게 발견될 경우 중풍, 실명, 발의 괴저 등 무서운 합병증을 몰고 온다.

그렇다면 비타민 C는 당뇨병 예방과 치료에 어떤 역할을 할까? 중증의 당뇨병의 경우 인슐린을 주사하게 되는데 비타민 C를 처방하면 인슐린 양을 줄일 수 있다. 실험 결과에 의하면 비타민 C 섭취량이 늘면 인슐린 주사의 필요량이 2단위가 감소한다.

또한 미국의 의학전문지 '내과학 기록' 에 실린 영국 애든브룩스 병원대사과학연구소의 니타 포루히 박사의 연구에 의하면, 비타민 C가 많이 들어있는 과일과 채소를 평소에 많이 먹고 혈중에 비타민 C 농도가 높은 사람은 당뇨병에 걸릴 위험이 낮아진다고 한다.

반대로 또 다른 미국의 의과대학에서 발표한 결과에 의하면, 혈당이 높은 사람은 혈액 내에 비타민 C 등의 항산화제 농도가 현저하게 떨어진다고 한다. 이는 비타민 C가 당뇨병의 예방과 치료에 절대적인 영향을 미친다는 사실을 반증한다. 따라서 인슐린을 쓰고 있는 환자뿐 아니라 집안에 당뇨병 내력이 있는 가족의 경우 비타민 C가 많은 김치, 귤, 배추, 무, 고추, 감, 파, 양파 등을 많이 섭취하고 가족 모두가 꾸준히 하루에 적정량의 비타민 C 정제를 섭취할 필요가 있다.

2) 심혈관 질환

*심혈관 질환의 발생 원인

동맥경화증과 심혈관질환은 혈중 콜레스테롤이 산화되어 손상을 겪고 화학적인 변성을 겪어서 생기는 병이다. 다시 말해 피가 끈적끈적해지고 혈관 벽이 약해진다는 이야기다. 이렇게 되면 심장에 혈액을 공급해주는 관상동맥이 막히고 결국 심장근이 괴사해 전신의 혈액 공급에 문제가 생겨 사망에 이르게 된다.

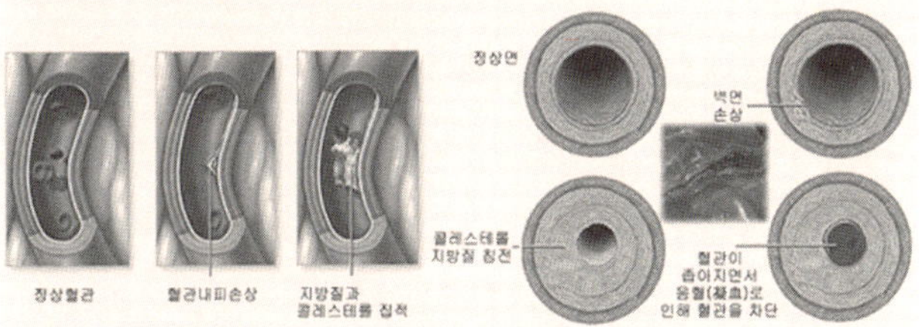

산화된 LDL 콜레스테롤, 괴사한 포말세포(대식세포), 기타 지질이 모여서 만들어진 지질핵(lipid core)이 혈관벽면에 침착되어 플라그를 형성함으로써 체내에서 풍부한 산소를 함유한 혈액의 흐름을 방해하게 된다.
만일, 이 *플라그가 심장 동맥에 생기면, 심장 근육은 산소를 빼앗기게 되어 결국 심장 발작을 일으키게 되며, 이 플라그가 뇌혈관에 생기면 뇌졸중이 일어나는 것이다.

출처 : 네이버

* 비타민 C는 심혈관 질환에 어떤 영향을 미칠까?

앞서도 설명했지만 비타민 C는 심혈관질환과 관련해 두 가지 중요한 역할을 한다. 하나는 혈관벽을 튼튼히 하는 것, 둘째는 콜레스테롤을 낮춰주는 역할이다.

첫째, 비타민 C는 우리 몸이 생존하는 데 혈관, 힘줄, 인대, 뼈 등의 결합조직을 구성하는 단백질인 콜라겐을 합성하는 효소를 활성화시킨다. 따라서 비타민 C가 부족하면 콜라겐이 정상적으로 형성되지 못하는데, 괴혈병이나 점막 출혈, 머리카락과 치아의 손실뿐만 아니라 혈관 벽 역시 약해지게 된다. 반대로 비타민 C를 제대로 섭취하면 동맥벽이 탄탄해지면서 심혈관계 위험을 줄일 수 있다.

둘째, 콜레스테롤 조절이다. 심혈관계 질환의 가장 직접적인 원인은 바로 콜레스테롤인데, 비타민 C에는 계면활성 작용, 즉 물과 기름 사이에 작용해 장력을 낮춰주는 능력이 있다. 따라서 비타민 C를 대량 섭취할 경우 혈액 속에서 비타민 C 농도가 높아지면서 콜레스테롤이 녹는 효과를 볼 수 있다.

또한 염증 세포의 활성화를 억제하는 물질인 동그란 고리 모양의 환상(環狀) AMP가 많이 만들어지면서 콜레스테롤의 과도한 생성에 제동을 걸 수 있게 된다.

3) 비타민 C로 암을 치유한다

* 암의 발생 원인

최근 들어 암은 사망 원인의 20% 이상을 차지할 만큼 위협적인 병이 되었다.

특히 암은 고령화 사회로 진입하는 우리 사회에 피할 수 없는 재앙인 동시에, 심지어 젊은 사람들에게도 쉽게 발병해 암에 대한 공포가 커지고 있는 실정이다. 통계에 의하면 최근 암으로 치료받은 암 치료 유경험자가 10% 증가했다는 보고가 있고, 이는 앞으로도 늘어나게 될 추세다.

이처럼 암이 가장 유력한 현대병으로 자리 잡게 된 데에는 여러 원인이 있지만 가장 큰 것은 식습관의 변화와 유해물질의 섭취, 물질문화로 인한 스트레스, 세 가지로 요약된다.

암 환자가 크게 늘고 있다. 건강보험심사평가원은 지난해 위암을 비롯한 11대 암에 걸려 병원(의원급 제외)에서 치료받은 환자는 18만8206명이라고 발표했다. 2006년보다 10.5% 늘어난 수치다. 특히 치료 비용이 가장 많이 드는 췌장암은 1인당 평균 진료비가 1100만원을 넘어섰다.

김재선 심평원 평가총괄팀장은 "노령화와 생활습관 서구화, 건강검진 확대와 진단 기술 발전에 따른 조기 발견 증가가 복합적으로 작용해 암환자가 크게 는 것으로 분석된다"고 말했다.

여성이 잘 걸리는 갑상선암·난소암·유방암이 암환자 증가세를 주도했다. 갑상선암 환자는 2006년 1만8361명에서 지난해 2만4295명으로 32.3% 급증했다. 난소암(16.8%), 유방암(16.3%), 대장암(12.3%)도 두 자릿수 증가율을 보였다. 갑상선암 환자 중 84%가 여성이었다.

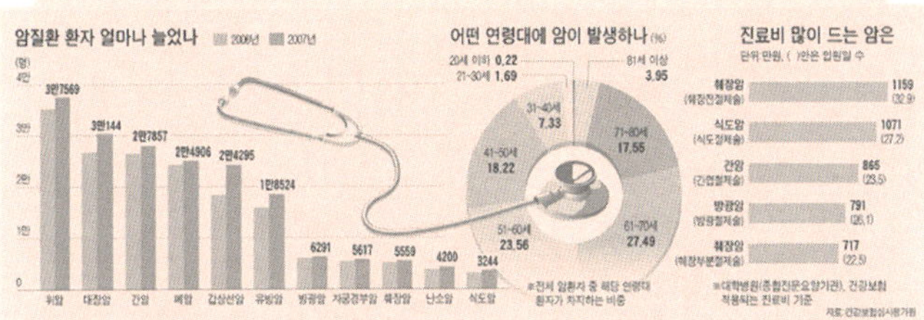

전체 암 환자 가운데 위암 환자가 3만7569명(20%)으로 가장 많았다. 대장암 3만144명(16%), 간암 2만7857명(14.8%)이 그 뒤를 이었다. 암 환자 중 61세 이상(49%)과 여성(48%)이 절반가량을 차지했다. 췌장암과 식도암은 평균 진료비(대학병원과 같은 종합전문요양기관 기준)가 1000만원을 넘었다. 췌장암(수술명 췌장전절제술)은 평균 진료비가 1159만원으로 분석됐다. 평균 입원일수도 32.9일로 가장 길었다.

심평원의 진료비 통계는 건강보험이 적용된 진료비를 기준으로 한 것이다. 국립암센터에 따르면 실제 암 진료비는 건강보험이 적용된 진료비보다 50~60% 더 많다. 췌장암 실제 진료비는 1700만~1850만원에 이르는 것으로 추산된다.

11대 암의 구체적인 진료비 정보는 심평원 홈페이지
(www.hira.or.kr)에서 확인할 수 있다.

출처 : 중앙일보 김창규 기자

여기서 주목해야 할 부분은 암은 어느 날 갑자기 만들어
지는 병이 아니라는 점이다. 우리 몸에서는 매일 약
1,000~2,000개의 암세포가 만들어진다. 하지만 모든 사람
이 이것 때문에 암 환자가 되지는 않는다. 우리 몸에는 방
어 시스템이 있어서 손상된 유전자를 다시금 재생시키고
새로 생겨난 암세포를 제거하는 기능이 있다. 하지만 항산
화제의 고갈로 산화가 급격히 진행되고 우리 몸의 방어 시
스템이 이 수준을 감당할 수 없게 되면 암세포가 비정상적
으로 증식을 하게 되면서 암에 걸리게 된다.

*** 비타민 C는 암의 예방과 치료에 어떤 영향을 미치고 있는가?**

- **암의 예방** : 앞서 비타민 C가 면역 체계에 큰 영향을 미친다는 것을 언급했다. 그렇다면 암의 예방에서는 어떤 역할을 할까?

암세포의 방어와 제거를 통한 예방을 위해서는 면역 체계가 아주 강해야 하는데, 비타민 C는 이 면역 체계의 힘을 높여준다.

암세포가 등장하면 탐식세포라는 세포가 이 암세포를 발견하고 여기에 작용해 이들을 파괴하게 된다. 이 중에 림프구가 가장 중요한 탐식세포인데, 림프구는 숨어 있는 암세포를 발견하고 파괴까지 진행하는 우리 몸의 용병이다.

그리고 비타민 C를 고용량 먹을 경우 이 림프구가 증가하게 된다는 실험 결과가 나왔다. 즉 비타민 C의 섭취를 늘리면 면역 체계를 튼튼하게 만들어 암을 예방할 수 있다는 것이다.

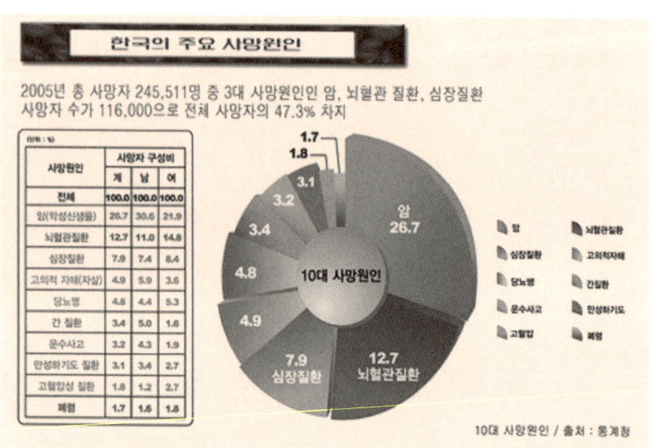

- **암의 치료** : 비타민 C가 진행되고 있는 암과 싸우는 방법은 총 4가지로 이루어진다.

첫째, 비타민 C는 강력한 항산화 작용을 한다. 우리 몸 안의 불안정한 활성 산소를 제거해서 혈중 지방이 과산화되는 것을 막음으로써 세포막을 보호한다. 또한 비타민 E를 재생해 세포막 방어에 더 큰 힘을 보탠다.

둘째, 비타민 C는 암세포를 파괴한다. 비타민 C는 우리 몸 안에 들어오면 산화형 - 아스코르빈산으로 변하는데 이것이 암세포의 GSH라는 효소와 만나면 아스코르빈산으로 다시 변하게 된다. 그런 뒤 이 아스코르빈산이 세포 밖으로 빠져나가지 않고 계속 암세포 내부에 머물면서 암세포를

64

파괴하게 된다.

셋째, 비타민 C는 콜라겐을 합성한다. 암세포는 주변의 세포로 증식 이전해야만 살아남을 수 있다. 그렇게 세포와 세포 사이로 뚫고 들어가기 위해 콜라겐 분해 효소를 분비해 세포를 떨어뜨리게 되는데, 비타민 C가 투입되면 세포들 사이에 콜라겐 방어막이 탄탄해져 암세포의 증식이 힘들어지고, 결국 암세포는 자체 괴사하게 된다.

넷째, 앞서 설명한 면역 체계의 증강이다. 비타민 C는 우리 체액의 면역 성분인 글로불린과 세포의 면역 성분인 림프구에 모두 관여하면서 탐식세포를 증강시켜 암세포의 성장을 막는다.

비타민 C 암 치료 요법의 역사

- 1950년 프레데릭 클리너 박사가 최초로 고용량 비타민 C를 정맥 주사로 암 환자에게 투여함

- 1970년 유안 카메론 박사가 라이너스 폴링 박사와 더불어 고용량 비타민 C를 암 환자에게 체계적으로 사용할 것을 권유하고 〈비타민 C와 암〉이라는 책을 펴냄

- 1976년 미국 과학아카데미에서 폴링 박사와 카메론 박사의 주장을 받아들임. 〈미국과학아카데미회보〉에 100건의 암 환자에게 비타민 C를 투여한 결과 나머지 비 투여 환자 1000명에 비해 생존 기간에 4.2배 연장되었다는 연구 논문이 발표됨.

- 1980년대 로버트 캐스카트 박사가 메가도스 용량을 사용함.

- 1990년대 아프람 호퍼 박사가 비타민 C를 사용한 환자의 생존 기간이 그렇지 않은 환자보다 길다는 것을 통계적으로 밝혀냄

- 1994년 휴 리오던 박사가 〈의학저널〉에 비타민 C가 항암제로서 충분한 가치가 있음을 주장함. 1975년부터 캔자스 주에 인간기능개선센터를 설립하고 그 안에 암 치료 센터인 레크낙(RECNAC)을 포함해 비타민 C 점적 요법을 사용하면서 좋은 결과들을 내고 있음

- 2007년 1월 : 미국 식품의약국에서 암에 대한 비타민 C의 효과를 평가하는 미국 암 치료센터(CTCA)의 임상시험을 승인함

- 2007년 9월 : 존스홉킨스 대학에서 비타민 C에 대한 동물실험을 실시하고 일부 암세포가 활성산소 하에 HIT 전사 효소를 활성화하는데 비타민 C가 이 HIF 전사효소의 출현을 억제해 암세포의 성장을 막는다는 내용의 결과는 의학 잡지 〈캔서셀〉에 발표함.

4) 비타민 C로 암의 고통에서 벗어난 사람들

1976년 베일 오브 레벤 병원

해마다 500명의 새로운 암 환자가 찾아오는 베일 오브 레벤 병원에서 유안 카메론 박사의 도움 아래 100명의 말기 암 환자에게 비타민 C를 투여했다. 이들의 대조군은 비타민 C 처치를 하지 않은 1000명의 환자였다. 이렇게 비타민 C를 투여한 뒤 새로운 의료진을 도입해 양 측의 병력과 더

불어 생존 기간, 즉 모든 치료를 포기한 뒤 사망까지의 시간을 기록했다.

그 결과는 실로 놀라웠다. 1976년 8월 10일 생존 환자를 조사한 결과, 1000명의 대조군 환자들은 모두 사망한 반면, 비타민 C 초치를 한 환자는 100명 중 18명이 생존해 있었다. 비타민 C 치료군이 대조군보다 무려 4.8배의 생존 기간을 보인 것이다.

이후 약 2년 뒤 5월에 비타민 C 치료 환자 중 11명이 사망하면서 생존 기간은 5.6배가 되었고, 남은 7명 중 5명은 16개월을 더 살아 생존 비율이 이제는 6.6배가 되었다. 이들은 임상적으로 고통이 훨씬 덜한 상태에서 행복한 말년을 보냈고, 최고로 오래 산 5명의 경우는 매일 비타민 C를 복용하는 동시에 완치에 가까울 정도로 자유로운 말년을 보내면서 비타민 C의 치료 효과가 확실히 입증되었다.

1973년 일본 후쿠오카 토리카이 병원

1979년 모리쉬게와 뮤라타 의원이 말기 암 환자에 대한

연구 논문을 발표했다. 1973년부터 1977년까지 5년간 말기
환자 일부에게 비타민 C를 투여하는 처치를 시도했는데 환
자 중 99명 중에 44명윈 하루 4g 이하의 비타민 C를 투여 받
았고, 55명은 하루 5g 이상을 투여 받았다. 그 결과는 베일
오브 레벤 병원의 경우와 흡사하게 고용량을 복용한 군이
저용량 군에 비해 3배나 오래 살았다.

저용량 군은 174일 이상 생존한 이가 아무도 없었지만 고
용량 군에서는 33%에 이르는 18명이 174일 이상 생존했고,
1978년 8월까지 평균 483일을 생존했다. 또한 그 중 6명은
평균 866일, 보고서가 작성될 때까지 살아 있었다.

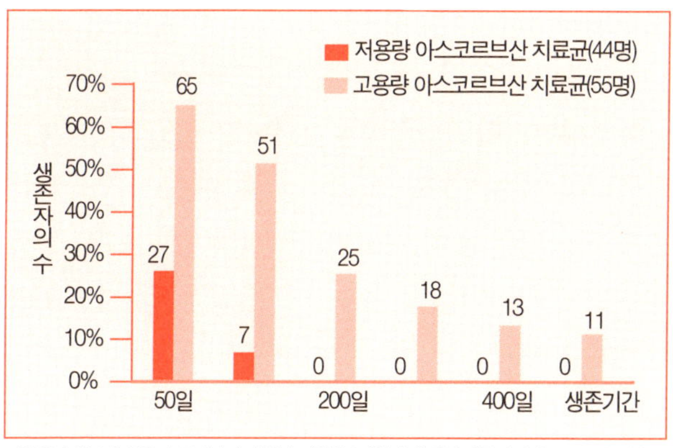

_1979년 일본 후쿠오카 토리카이 병원에 입원한 〈암환자에 대한 생존자의 수〉 논문 중에서

삼성서울병원

삼성서울병원에서 행해진 급성 골수성 백혈병과 골수 이형성 증후관 환자를 대상으로 임상실험 차원에서 비타민 C 치료를 시행한 바 있다.

첫 번째 52세 여자 환자는 급성 골수성 백혈병으로 진단받은 뒤 항암 치료를 좋은 예후로 진행했다. 그러나 14개월 후 재발로 2차 항암 치료로 들어섰으나 큰 효과를 보지 못했다. 결국 항암 치료 이후 이 환자는 비타민 C 조절 치료를 시작했다. 처음에는 비타민 C를 2g 투여한 뒤 점진적으로 용량을 증가시키자 무려 6주 동안이나 악성 백혈구 수가 안정되었다.

두 번째는 66세의 급성 골수성 백혈병 남자 환자로 정백주사로 16g으로 시작해 100g까지 용량을 진행시켰다. 그는 만성 중성구성 백혈병으로 지난 3년간 치료를 받았다가 이것이 백혈병으로 변환된 상황이었다. 두 차례의 항암 치료도 효과가 없다가 비타민 C 치료를 받은 뒤 놀랍게도 백혈구 수치가 정상으로 돌아왔다. 더 이상 혈소판 수혈을 받을

필요도 없이 누워 있던 자리에서도 일어나 걸어 다닐 정도
로 상태가 호전되었다.

5) 질병과 싸우는 건강한 비타민 C

비타민 C 요법은 2009년 현재도 세계 곳곳에서 시행중이
다. 물론 비타민 C가 모든 암을 치료하는 기적의 치료제라
고 볼 수는 없으며, 환자마다 예후가 다르고 앞으로도 많은
연구가 진행되어야 한다. 그러나 비타민 C가 암과 당뇨 같
은 현대병은 물론 여러 일상적 질병에서 큰 예방과 치료 효
과를 가지고 있다는 것은 이미 증명된 바다. 따라서 비타민
C를 꾸준히 복용하는 것은 단순히 영양 면에서뿐만 아니라
질병과 싸우는 면역력을 길러 질병에 걸리지 않는 건강한
몸을 가꾸는 데 도움이 될 뿐 아니라, 질병을 치료하고 회복
하는 데도 큰 도움이 된다. 그런 면에서 비타민 C는 영양 보
조제가 아닌 필수 영양 물질로 재평가되어야할 것이다.

다음 장에서는 이처럼 건강 지킴이로 사랑받고 있는 비
타민을 가장 효과적으로 섭취하는 방법에 대해 알아볼 것

이다. 내가 지금 섭취하고 있는 비타민은 어느 정도이며, 어떻게 하면 더 훌륭한 비타민 건강법을 누릴 수 있을지 핵심적으로 살펴보도록 하자.

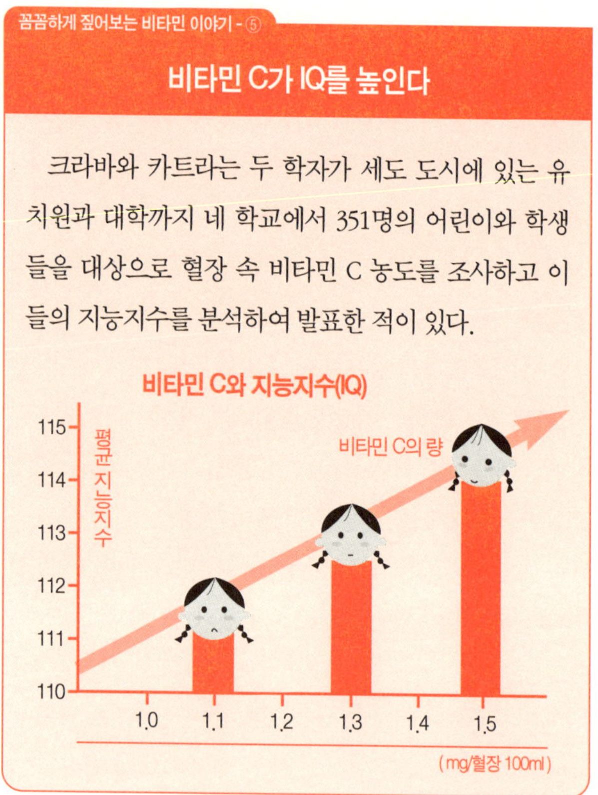

-크발라커트의 연구에서 발췌

이에 따르면 비타민 C를 충분히 섭취하고 있는 아이일수록 IQ가 높은 것으로 조사되었다.

그 결과 혈장 100mg 중 1,10mg 이상의 '고농도 그룹'의 IQ는 113.22, 1.10mg 이하의 '저농도 그룹'은 108.71로 무려 4.51의 평균차가 났다.

이후 이 그룹에게 또다시 비타민 C를 충분히 먹게 한 뒤 다시 수치를 계산한 결과, 고농도 그룹은 평균 IQ가 0.02 상승한 데 반해 저농도 그룹의 경우 IQ가 3.54나 상승했다.

이는 비타민 C를 충분히 섭취하는 일이 지능지수의 발달과 유지에 얼마나 중요한지를 단적으로 보여주고 있다.

5. 비타민, 어떻게 먹어야 할까?

비타민 C를 비롯해 비타민이 좋다는 건 알아도, 사실 이것을 제대로 챙겨 먹는 일은 생각만큼 쉬운 일이 아니다. 바쁜 현대인의 식탁은 여러모로 불균형할 뿐 아니라 오염도도 높다. 그 와중에 우리가 섭취할 수 있는 비타민의 양은 우리 생각보다 적은 것이 틀림없다. 그렇다면 어떻게 이 부족한 비타민을 제대로 보충할 수 있을까? 지금부터 비타민 섭취에 대한 중요 핵심들을 알아보자.

1) 식탁 위의 비타민, 골고루만 먹으면 해결될까?

지금껏 우리는 식탁 위에 음식을 골고루만 먹으면 비타민 부족 걱정은 크게 하지 않아도 된다고 생각해 왔다. 일견 맞는 말이지만 과연 우리가 그 음식들로부터 항상 충분한 비타민을 섭취하고 있을까? 특히 육식이나 채식 중 한 가지에만 편향된 식습관을 가진 이들의 경우 더더욱 골고루 된 섭식을 유지하는 일이 쉽지만은 않다.

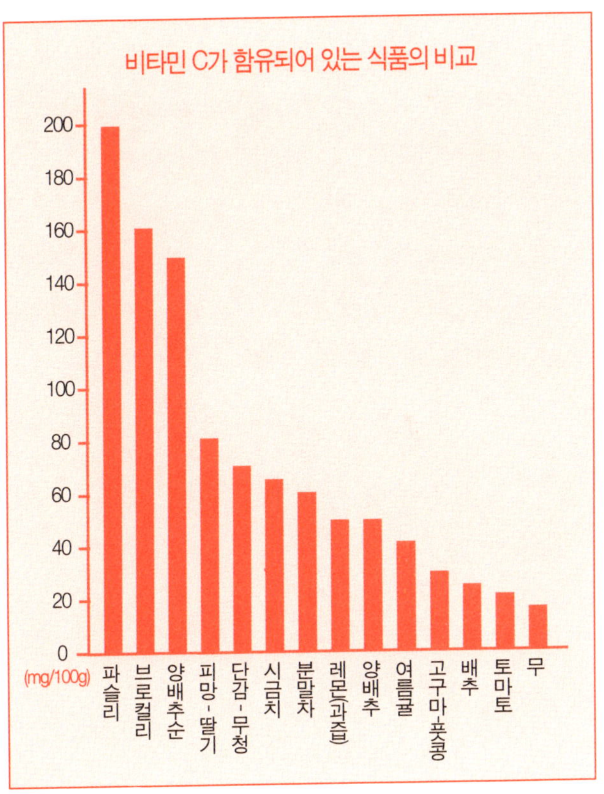

또 다른 문제도 있다. 야채들의 경우 비타민 함유량도 때에 따라 변한다는 점이다. 예를 들어 실제로 여름철 야채들을 겨울에 먹을 때, 또한 계절이나 재배 방법에 따라 비타민 C의 양이 대폭 감소한다.

이를테면 귤은 겨울이 지나면서 200mg에서 70mg으로 줄었고, 아스파라거스 또한 90mg에서 12mg으로 줄었다. 즉 표에 나타난 비타민 C 양만 믿고 먹는다고 해서, 기대만큼 비타민 C를 섭취하기는 어렵다는 뜻이다.

그것은 다른 비타민들도 마찬가지다. 각 음식의 신선도에 따라, 그리고 조리법에 따라 그 재료의 비타민과 영양 함유량도 얼마든지 달라진다는 점에서 무작정 골고루만 먹는다고 필요한 비타민을 모두 섭취할 수 있다고 보기는 어렵다.

2) 보관과 조리법도 중요하다

그렇다면 위에서 제시한 비타민 권장량을 충분히 섭취하려면 어떤 방법이 있을까? 하나는 바로 보관과 조리법의 주의, 두 번째는 부족분을 메워주는 비타민 영양제의 활용일 것이다.

예를 들어 같은 야채라도 보관과 조리법에 따라 비타민 C의 함유량이 달라진다는 것은 아마 상식적으로 알고 있을 것이다. 예를 들어 같은 야채라도 열에 약한 비타민 C는 조리 시 쉽게 파괴되기 쉽다. 또한 야채를 끓거나 데칠 경우 물 안에 비타민 C가 다량 녹아 있게 된다. 그러나 정작 우리 생활 속에서는 비타민 C의 손실 과정을 막는 법을 정확히 모르는 경우가 있다. 다음의 조리법들을 보고 배우면 같은 야채라도 더 신선하게, 더 비타민 C 풍부하게 먹을 수 있다.

- **시금치** : 물에 5분 이상 담가둘 경우 10%의 비타민 C를 잃는 반면, 물에 데칠 경우 1분에 20%, 2분에 40% 이상의 비타민 C가 파괴되어 버린다. 따라서 이럴 경우는 재빨리 데쳐 빠르게 헹궈내는 것이 중요하다.

- **당근** : 당근은 데치지 않는다 해도 채를 쳐서 물에 담그면 5분 내에 30%의 비타민 C가 손상된다. 따라서 깨끗이 씻은 뒤 채를 쳐서 곧바로 먹어야 한다.

- **무** : 무를 채 썰어 낼 경우 공기에 닿게 된다. 이때 1시간이면 약 25%의 비타민 C가 파괴되고, 두 시간이면 50%의 비타민 C가 사라진다. 따라서 무생채는 식탁에 내기 직전에 썰어서 내야 한다.

- **양배추** : 비타민 C가 풍부한 양배추지만, 사실 날로 먹기에는 한계가 있다. 그래서 데치거나 찌게 되는데 양배추의 비타민 C는 국물에 상당량이 남아 있게 된

다. 따라서 데친 물을 마시거나 함께 먹는 조리법을 사용하는 것이 좋다.

 - 과일류 : 사과나 바나나, 포도의 경우 비타민 C가 풍부한 과일이다. 이런 과일을 쉽게 음용하기 위해 믹서에 갈아마시는 경우가 많은데, 이럴 경우 사과는 6%, 바나나는 11.7%, 포도는 28%의 비타민 C가 파괴된다. 이는 믹서로 갈면 조직이 부서져 공기에 닿아 생기는 산화 작용 때문인데 이때 소금을 조금 넣어주면 비타민 C 파괴를 상당량 억제할 수 있다.

 - 냉장과 냉동 : 비타민 C는 열에 약해 상온에 야채를 보관할 경우 상당량이 파괴되어 버린다. 특히 여름철 야채의 경우 온도 때문에 비타민 C 파괴가 심한데, 콩나물 등은 물에 담그지 않은 것을 사고 사와서도 곧바로 조리하던가, 아니면 냉장고에 곧바로 넣어야 한다. 또한 냉동 보존도 온도를 주의해야 한다. 영하 18도 이하에서는 비타민 C의 손실이 거의 없지만 냉동고에서 꺼내서 녹는 순간 물 안에 비타민 C가 녹아들게 된다.

따라서 이 물 째로 요리할 수 있도록 냉동 전에 깨끗이 씻어서 넣도록 한다.

비단 비타민 C뿐만 아니라 노년에 중요한 역할을 하는 비타민 E도 마찬가지로 보관과 섭취에 주의를 기울일 필요가 있다. 비타민 E가 많은 식품에는 땅콩, 참깨 등의 견과류가 있다. 이런 견과류의 기름은 말 그대로 식물성 기름으로 콜레스테롤을 낮추는 리놀산이 많이 함유된 불포화지방산이다.

그러나 이런 불포화지방산도 공기와 맞닿거나 강한 열로 여러 번 가열할 경우 산화되어 과산화지질이 생기게 된다. 예를 들어 튀김요리를 할 때 아무리 식물성 기름이라도 여러 번 튀기면 오히려 콜레스테롤이 증가하게 된다.

비타민 E의 보고, 식물성 기름의 효과적인 조리와 보관법

- 튀김 요리 : 한꺼번에 많은 기름을 써서 튀기지 말고 적은 양을 그때그때 사용하도록 한다.

- **샐러드** : 사실상 비타민 E를 가장 효과적으로 섭취할 수 있는 방법은 가열하지 않은 식물성 기름을 샐러드 등에 섞어서 곧바로 내놓는 것이다.

- **어둡고 냉한 곳** : 불포화지방산 역시 비타민 C와 마찬가지로 햇살과 자외선에 민감하게 반응하므로 어둡고 냉한 곳에 보관해야 한다.

3) 비타민 의 효과적인 섭취법

가장 적절한 비타민 섭취량이 어느 정도인가에 대해서는 아직도 논쟁적인 부분이 적지 않다. 그러나 온갖 비타민 파괴를 일으키는 유해 환경에 둘러싸여 있는 현대인들에게 현재 규정된 하루 권장량들이 소극적인 양이라는 데 대해서는 대부분이 동의하고 있는 실정이다.

예를 들어 비타민 C의 경우 이미 미국에서는 이미 적정량 한도가 2000mg이라도 문제없다는 의견이 나오고 있고 한국영양학회에서도 하루 권장량 60mg을 100mg으로 상향 조정한 바 있다. 또한 여러 암 치료에서 언급되는 대량 요법의 경우도 마찬가지다. 대량 요법의 기본은 정맥주사를 통해 엄청난 양의 비타민 C를 투입하는 방식이다. 이런 대량요법이 적잖게 진행되고 있지만, 현재까지 이에 대한 부작용이 보고된 적은 없다. 따라서 비타민 C 섭취의 과잉 부작용을 걱정해 비타민 C를 적게 섭취하는 것은 어리석은 일이라고 하겠다.

그런가 하면 애써서 비타민이나 영양제를 섭취하고 있는데도 제대로 된 효과를 보지 못하는 경우도 있다. 이는 비타민이나 영양제에 대한 분명한 지식의 부족 때문인 때가 적잖다. 앞에서도 언급했듯이 비타민에는 지용성과 수용성이 있다. 수용성의 경우 남는 잔량은 배설되어 버리는 만큼 한꺼번에 먹는 것보다 하루에 두세 번 적정량을 나눠서 섭취하는 것이 효과적인 섭취법이다.

그런가 하면 지용성 비타민의 경우는 반드시 흡수에 지방 용매가 필요하다. 즉 아무리 비타민을 먹어도 그것을 흡수해줄 지방을 함께 섭취하지 않으면 무용지물이다. 그런가 하면 지나치게 적은 양을 먹거나 지나치게 많은 양을 무

분별하게 섭취하는 것도 문제를 불러일으킬 수 있는 만큼 전문가의 섭취 방법을 한번쯤 받는 것도 좋다.

비타민제의 경우 섭취량에 따라 효과도 달라지는 만큼 자신에게 필요한 비타민의 양을 적절히 섭취하는 일이 필요하다는 뜻이다. 그리고 이런 몇 가지 주의점만 기억한다면 비타민은 우리에게 생각 이상의 효과를 가져다줄 수 있는 가장 친근하면서도 가장 효과적인 건강 지킴이가 되어줄 수 있다.

실제로 미국에서는 1978년에 이미 비타민이 약사법 규제에서 벗어난 상황이다. 즉 비타민 이 더 이상 약이 아닌 일상적인 영양보조식품으로 많은 사람들에게 보급되기 시작한 것이다. 약국이 아닌 일반적인 식료품점에서도 비타민을 팔게 되었고, 일상적으로 샐러리맨들, 주부들, 학생들의 가방과 핸드백 속에서도 비타민 영양제를 흔히 볼 수 있게 되었다.

그리고 이것은 단순히 피로회복제로만 알고 있던 비타민이 우리 생활 속 건강의 울타리로서 견고한 자리를 잡아가고 있음을 반증하는 것과 다름없다.

Q : 비타민 C가 뼈와 치아를 튼튼하게 한다는데 사실인가요?

그렇습니다. 비타민 C의 항산화 작용은 잘 알려진 데 반해 비타민 C가 골절이나 치아 생성과도 관련한다는 사실은 잘 알려져 있지 않습니다. 비타민 C가 뼈에 좋은 이유는 뼈를 건강하게 하는 데는 기본적으로 칼슘이 필요하지만 여기에다 뼈에 탄력을 주고 강건하게 만들어주는 콜라겐이 필요하기 때문입니다.

앞서도 이야기했듯이 콜라겐을 활성시키는 데에는 비타민 C가 반드시 필요합니다. 즉 비타민 C가 부족하면 조직과 조직을 이어주는 콜라겐의 활성이 더디어지고, 이 때문에 쉽게 골절이 될 수 있는 만큼, 충분한 비타민 C를 섭취하면 골절 위험을 막고 뼈 건강에도 좋은 영향을 미칠 수 있습니다.

Q : 비타민을 섭취하려고 생각 중입니다. 제대로 고르는 방법을 가르쳐주세요.

첫째, 인증을 확인해야 합니다. 제대로 된 제품이라면 식품의약품안전청의 인증을 받아 포장재에 문구와 도안이 표기되어 있어야 합니다.

둘째, 유통기한을 확인해야 합니다. 대부분의 제품들은 제조일로부터 2년 정도의 유통기한을 가집니다. 이 시간이 지나면 변질되거나 이 과정에서 생겨난 독소가 알레르기를 일으킬 수 있습니다. 따라서 반드시 그 제품이 언제 생산되었고 언제까지 유효한지 꼭 확인하세요.

셋째, 내게 맞는 형태인지를 생각해야 합니다. 하루에 일정 이상의 비타민을 섭취하려면 해당 제품이 어떤 비타민을 어느 정도, 다른 성분은 어느 정도 포함하고 있는지를 알아야 합니다. 또한 집에서 먹을 것인지, 휴대할 것인지 등을 생각해 액상인지 가루인지, 알 포장 형태인지도 확인해야 합니다.

비타민과 아스피린은 둘 다 많은 분들이 일상적으로 복용하는 것들입니다. 이 둘은 각각 부작용이 없고 다른 약에 영향을 미치는 경우가 많지 않지만, 임상 실험에 의하면 비타민과 아스피린은 궁합이 좋지 않다고 합니다. 아스피린이 비타민의 흡수를 방해하기 때문이지요.

실제로 아스피린과 비타민 C를 동시에 먹자 백혈구 안의 비타민 농도가 낮아지고 흡수율도 떨어졌다고 합니다. 따라서 아스피린을 지속적으로 먹는 분들은 비타민 C 및 다른 비타민을 더 많이 보충해야 합니다.

비타민 C 가루는 본래 흰색이지만 그 맛이 너무 시기 때문에 먹기가 쉽지 않습니다. 그래서 많은 비타민 C 제품들이 여기에 당분을 첨가하고 그 당분을 쉽게 분해해주는 비타민 E를 넣게 됩니다. 그리고 이 비타민 E의 색이 노란 빛이라 알약에서도 노란색이 나는 것입니다. 때로는 식용 색소를 첨가해 보기 좋게 만드는 경우도 있습니다.

Q : 온 가족이 비타민을 복용하려 합니다. 각 연령별로 필요한 비타민들이 있을까요?

말씀대로 비타민도 연령대에 따라 주로 요구하는 종류가 다소 다릅니다. 다음은 연령별로 간단히 정리한 비타민 요구사항입니다.

영유아기 : 영유아 때는 뼈가 성장하는 중요한 시기이므로 비타민 D와 콜라겐 생성에 중요한 비타민 C가 중요합니다.

성장기 : 성장이 눈에 띄게 빨라지고 식욕도 왕성해지는 이때는 쌀밥 등 탄수화물 섭취량이 증가하면서 비타민 B군이 부족해질 수 있습니다. 우유나 잡곡밥 등으로 비타민 B의 섭취에 주의를 기울입시다.

 : 가장 왕성하고 활동적인 이때는 활력을 돋워주
는 비타민 B_1, B_2 등의 비타민 B군이 필요합니다. 이때는 젊
기 때문에 몸을 아끼지 않고 영양 공급에 소홀할 수 있으나
이런 잘못된 식습관이 오래될 경우 중년기에 고전을 면치
못함을 명심해야 합니다. 또한 왕성한 호르몬 밸런스를 잡
아주는 비타민 E도 중요한 성분입니다.

노년기 : 노화가 급격히 진행되는 이 시기는 젊음의 활력
을 돌려주는 비타민 E가 가장 절실하게 필요합니다. 비타
민 E는 풍부한 항산화 작용으로 몸의 노화를 막아주고 동
맥 경화 등을 방지해주는 효과가 있습니다. 또한 약해지는
뼈를 위해 비타민 D의 섭취에도 좀 더 신경을 써야 합니다.

**Q.종합비타민을 먹고 있습니다. 다른 영양제를 함께 섭취
해도 괜찮나요?**

먹는 시간대를 달리하면 됩니다. 종합비타민은 소화와
흡수가 빠르므로 아침이나 점심식사 후에 먹는 것이 좋고
철분제를 공복에 먹는 것이 좋다. 소화대사를 돕는 비타민

B군과 칼슘은 식사중이나 식사 후에, 산성인 비타민 C는 식후에 먹는 것이 좋습니다. 칼슘과 마그네슘은 밤에 섭취하면 숙면에 도움이 됩니다.

Q.과다섭취를 해도 인체에 부작용은 없나요?

비타민 C와 같은 수용성 비타민은 과다 섭취하더라도 몸 밖으로 빠져나가지만 비타민 D 같은 지용성 비타민은 과다 섭취할 경우 몸 밖으로 빠져나가지 않고 몸속에 남아 식욕 감퇴, 메스꺼움, 구토, 갈증, 설사, 허약, 체중 감소 등의 부작용을 일으킬 수 있습니다.

그러나 비타민D 옹호자들은 "비타민D 독성이 과장됐다"고 말합니다. 예를 들어 『비타민D혁명』의 저자인 칼사 박사는 그의 저서를 통해 "비타민D 혈중농도가 150mg/이 수준이라면 웬만해선 독성이 나타나지 않는다" 고 말했습니다.

Q.해외여행을 다녀오면서 비타민을 사오는 사람이 많은데 해외에서 구입한 제품이 믿을 만한가요?

해외에서 구입한 제품에는 표기 사항이 대부분 현지 언어로 표현되어 있기 때문에 표기된 사항을 명확히 인지하지 못할 수도 있습니다.

또한 신고 과정에서 유해물질(중금속, 항생 물질,잔류 농약 등)이 초과 검출되거나 유효 성분의 함량부족으로 인하여 부적합 판정을 받는 사례가 빈번하게 발생하므로 국내에서 명확한 유통 경로를 통한 구입을 권장합니다.

현대사회에서 건강을 지키는 파수꾼

　지금까지 우리는 비타민에 대한 여러 정보들과 더불어 비타민이 왜 우리에게 꼭 필요한지 중요한 이유들을 되짚어 보았습니다. 지금껏 비타민은 간단한 영양제로만 알려져 온 상황이었습니다. 그러나 현재 활발히 진행되고 있는 여러 의학적 연구들은 앞으로 비타민이 앞으로 그 효용성과 기능 면에서 점차 각광받으리라는 것을 보여주고 있습니다.

　물론 비타민이 모든 질병을 치유하는 만병통치약이라는 뜻은 아닙니다. 아직도 비타민은 논쟁과 실험의 대상이고 앞으로 더 많은 결과들이 도출될 것입니다. 그러나 단 한 가지 확실한 것은 비타민이야말로 가장 값싸고 흔하게 우리 주위에서 구할 수 있는, 그러나 아주 효능 좋은 우리 가족의 건강 지킴이라는 사실입니다.

이제 비타민은 접하기 어려운 약이 아닌 일상적인 건강 영양제로써 더 가깝고 친밀하게 우리 곁으로 다가왔습니다. 충분한 비타민 섭취는 자칫 비타민 부족으로 원치 않는 질병을 얻게 될 위험을 낮춰주고, 현대의 유해한 환경으로부터 우리 몸을 보호하는 데 중요한 역할을 하고 있습니다.

또한 비타민은 유해 환경으로 가득한 현대의 삶에서 스트레스를 낮춰주고 잦은 질병을 막아주어 건강하고 활력 있는 아름다움을 선사한다는 점에서 삶의 질을 높이는 데 꼭 필요한 영양소라고 할 수 있습니다.

이 책을 꼼꼼히 읽었다면 아마 비타민이 주는 많은 혜택들을 무심히 넘기지 않게 될 것입니다. 하루에 두 번씩 비타민을 섭취하고 내 몸의 활력을 점검하는 습관을 들인다면 더 활기차고 건강한 삶에 대한 여러분의 꿈을 이뤄나갈 수 있으리라 확신합니다.

2009년 8월 정 윤 상

건강 자가 체크표

1 이유없이 피곤하다.( )

2 스트레스를 많이 받는다.( )

3 팔 다리가 아프거나 허리가 아프다. ( )

4 음식을 짜게 먹고 육류를 좋아한다. ( )

5 소화가 잘 안된다. ( )

6 두통이나 현기증이 있다. ( )

7 갈증이 나고 물을 많이 먹으며 소변을 자주 본다. ( )

8 팔 다리가 저리는 증상이 있다. ( )

9 아침 식사를 거른다. ( )

10 자주 체하고 토한다. ( )

11 잠을 이루지 못할 때가 종종 있다. ( )

12 변비가 심하다. ( )

13 손과 발이 자주 붓는다.( )

14 집중력이 떨어진다.( )

해당되는 내용이 7개 이상 되는 사람은 전문가의 정확한 진단을 통해 본인의 건강 이상 유무를 체크하여 올바른 영양적 관리 및 치료 운동 용법 등을 병행해야 합니다.

MEMO